Dr Victor AUBERT

Le Drainage

après les interventions par voie abdominale

sur le

petit bassin de la femme

« Aujourd'hui on tend à regarder la technique d'un chirurgien en se plaçant au point de vue de la fréquence avec laquelle il use du drainage post-opératoire. Ceci est excellent comme règle de conduite, quoique non scrupuleusement exact, parce que les cas en présence desquels se trouve un chirurgien peuvent être plus mauvais que ceux d'un autre. »

(J. WESLEY-BORÉE.)

LYON — IMP. A. REY

LE DRAINAGE

APRÈS LES INTERVENTIONS PAR VOIE ABDOMINALE

SUR

LE PETIT BASSIN DE LA FEMME

PAR

Le Dr Victor AUBERT

Prosecteur à l'école de Médecine de Marseille,
Interne des Hôpitaux,
Ancien Externe des Hôpitaux,
Ancien Aide d'anatomie,
Lauréat de l'école de Médecine de Marseille (1896 1897).

« Aujourd'hui on tend à regarder la technique d'un chirurgien en se plaçant au point de vue de la fréquence avec laquelle il use du drainage post-opératoire. Ceci est excellent comme règle de conduite, quoique non scrupuleusement exact, parce que les cas en présence desquels se trouve un chirurgien peuvent être plus mauvais que ceux d'un autre. »

(J. WESLEY-BOVÉE.)

LYON

A. REY & Cie, IMPRIMEURS-ÉDITEURS DE L'UNIVERSITÉ

4, RUE GENTIL, 4

1903

A LA MÉMOIRE DE MON PÈRE

A MA MÈRE

A MES MAITRES

de l'École de Médecine de Marseille

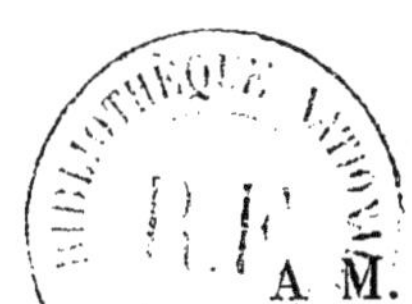

A M. LE DOCTEUR COMBALAT

Professeur de clinique chirurgicale à l'Hôtel-Dieu de Marseille
Membre correspondant de l'Académie de Médecine,
Officier de la Légion d'Honneur.

A M. LE DOCTEUR ROUX DE BRIGNOLES

Professeur suppléant à l'École de Médecine,
Chirurgien des Hôpitaux,
Correspondant de la Société de Chirurgie.

A MES MAITRES DES HOPITAUX DE MARSEILLE

Professeur COMBALAT

Externat 1897. — Internat 1903.

Docteur ROUX DE BRIGNOLES.

Internat 1901. — Internat 1902.

Professeur QUEIREL.

Internat 1901.

Docteur MICHEL.

Internat 1900.

Professeur Fr. ARNAUD.

Externat 1899. — Internat 1900.

Professeur D'ASTROS.

Internat 1902.

Docteur SCHNELL.

Internat 1901.

A la mémoire de M. le Professeur VILLARD.

Externat 1899.

INTRODUCTION

L'histoire du drainage du péritoine, de celui du petit
bassin spécialement, a subi les oscillations par lesquelles
a passé celle du drainage général des plaies. Employé
au début de la chirurgie pelvienne pour permettre l'écoulement des liquides qui, après les interventions par voie
abdominale, venaient se collecter dans le Douglas, il a
vu sa vogue suivre l'essor considérable que prenait la
chirurgie abdominale. Le choix de la voie vaginale dans
le traitement des suppurations pelviennes, l'opération
de Péan, en faisant passer au premier plan de ses indications le drainage au point déclive, consacre hautement
l'importance capitale qui lui fut accordée.

En même temps, il était l'objet d'une attention égale
de la part des opérateurs qui, préférant la voie abdominale, attaquaient le petit bassin par en haut. A la fin de
toutes les laparotomies, le drainage devenait un temps
important ; il faisait partie de la technique. Le tamponnement à la Mickulicz fait époque dans cette histoire ;
par sa simplicité, par la persistance et la multiplicité de
son action, par ses résultats, il est facile de comprendre
l'enthousiasme dont il fut l'objet. Et cette époque n'est

pas si éloignée de nous ; à l'heure actuelle encore, bon nombre de chirurgiens considèrent le drainage après laparotomie comme une arme puissante qu'on aurait tort de négliger et consacrent à sa technique un chapitre spécial.

Mais une réaction se fit ; avec les perfectionnements du manuel opératoire et la pratique de l'antisepsie, puis de l'asepsie, on accorde moins d'importance aux accidents immédiats d'infection qui avaient donné une si grande valeur au drainage et contre lesquels on pouvait lutter par d'autres moyens. Par contre, les inconvénients éloignés inhérents à la méthode ne sont plus regardés comme quantité négligeable ; et le désir de faire une opération complète, l'idéal de la *restitutio ad integrum* conduisent naturellement les chirurgiens à fermer complètement le ventre dès qu'ils sont à même de le faire sans danger. Le commencement de cette évolution logique date déjà de nombreuses années ; la pratique de la péritonéoplastie introduite par Sneguireff et Quénu vient de lui donner un nouvel élan et enlever, semble-t-il, au drainage ses dernières indications.

Nous croyons cependant qu'il y a encore des cas où, soit par prudence, soit par nécessité, il est indiqué de drainer. Evidemment, avec les perfectionnements du manuel opératoire, ces indications se restreignent et, pour un même chirurgien, a-t-on pu dire avec raison, les cas à drainage diminuent à mesure que l'éducation opératoire se perfectionne. Evidemment aussi l'idéal vers lequel tout opérateur tend naturellement est la suppression de toute suite opératoire. Il n'en reste pas moins qu'à l'heure actuelle le drainage du péritoine a encore une impor-

tance considérable que justifient ses indications et ses
résultats.

Mais si l'accord est loin d'être fait sur les indications,
les divergences sont encore plus grandes peut-être quand
il s'agit de savoir comment drainer. Chaque opérateur,
pourrait-on dire, a sa manière ; les uns emploient exclusivement la voie sus-pubienne, les autres la voie vaginale, d'autres font un double drainage abdomino-vaginal.
Les drains rigides ou souples, la gaze seule ou entourant
des tubes, les mèches, se partagent la faveur des chirurgiens. Il semble, à voir la diversité des procédés, que la
réalisation d'un drainage parfait et sans suites fâcheuses
soit chose impossible ; les inconvénients ultérieurs ont
l'air de l'emporter sur les avantages immédiats et l'on
serait tenté, après cette étude, d'y renoncer complètement, sauf les cas où la gravité de l'infection opératoire
par trop évidente fait prévoir à brève échéance une complication grave.

Ce désideratum cependant est peut-être plus facile à
réaliser qu'il ne paraît ; de simples modifications de
technique peuvent y suffire et changer complètement
l'évolution d'un drainage après laparotomie. Nous avons
pu observer, en suivant de près un certain nombre d'opé-
rées, presque tous les accidents qu'on reproche au drainage, au Mickulicz abdominal en particulier, inconvénients passagers le plus souvent, graves malheureusement quelquefois ; et nous avons pu constater aussi combien ils devenaient rares quand, sélectionnant soigneusement les cas et utilisant logiquement les moyens ac-
tuellement en usage, on suivait la pratique employée par
notre maître, M. le Dʳ Roux de Brignoles. C'est ce que

nous voudrions montrer dans ce travail. Il a été commencé sous sa direction, pendant qu'à deux reprises nous avions le grand honneur d'être son interne ; le meilleur des idées qui y sont contenues lui revient.

LE DRAINAGE

APRÈS LES INTERVENTIONS PAR VOIE ABDOMINALE

SUR

LE PETIT BASSIN DE LA FEMME

INDICATIONS DU DRAINAGE

Ce chapitre se place naturellement en tête de cette étude : il en est la justification. Le drainage du petit bassin, après les interventions par voie abdominale, est utile souvent, indispensable quelquefois ; voilà ce qu'il nous faut tout d'abord établir. Ce nous sera relativement facile après les nombreux et remarquables travaux que cette importante question a déjà inspirés et en nous guidant sur notre expérience personnelle. Il nous faudra revoir les accidents immédiats et éloignés des laparotomies, en examiner les causes ; l'étude des moyens employés pour y remédier en sera la suite naturelle ; et ces premières remarques nous seront de la plus grande utilité pour l'exposé du procédé qui nous paraît réunir le mieux toutes les conditions de succès.

Hémorragie et infection, voilà les deux premiers écueils que l'opérateur rencontre à la suite de toute intervention, de toute laparotomie en particulier. Hémorragie abondante et immédiatement grave des gros vaisseaux contre laquelle l'action chirurgicale est rapidement toute puissante : nous ne nous y arrêterons pas ;

hémorragie en nappe des tous petits vaisseaux que la pince ne peut atteindre, dont le fil ne peut étancher complètement l'écoulement ; suintement prolongé des larges surfaces cruentées que le décollement des adhérences, l'énucléation des tumeurs sous-péritonéales laissent après eux et contre lequel les agents vaso-constricteurs physiques et spécialement la compression ont une action incontestée. Elle est pour nous beaucoup plus importante, non pas tant par la perte qu'elle fait subir à l'organisme que parce qu'elle réalise au milieu de la région touchée et qui aurait le plus grand besoin pour sa réparation de trouver réunies les conditions nécessaires à sa vitalité un milieu où l'infection pourra se développer à l'aise. Ecoulement sanguin minime, mais dont la continuité augmente l'importance, qui va se collecter quelque part et, s'il n'est rapidement résorbé ou évacué, constituer ce fameux bouillon de culture où les moindres germes trouveront des conditions idéales de développement et d'exaltation de leur virulence.

L'hémorragie nous conduit donc à l'infection ; elle n'est grave qu'à cause d'elle, parce qu'elle la prépare, parce qu'elle constitue une des causes les plus importantes de son développement. Mais elle n'en reste pas moins secondaire ; la grande, la première place dans la gravité des accidents immédiats est tenue par l'infection; l'hémorragie n'arrive qu'en seconde ligne en tête des causes favorisantes.

Cette infection péritonéale, qui résume ainsi la somme des accidents immédiats auxquels expose une laparotomie, demande pour se réaliser des conditions spéciales sous la dépendance des particularités anatomiques et

physiologiques de la grande séreuse auxquelles ses manifestations cliniques empruntent également leurs ca-
ràctères spéciaux. Ce sont ces particularités qu'il nous
faut envisager en premier lieu ; elles sont d'ailleurs bien
connues.

Comme dans l'étude de toutes les infections, nous de-
vrons examiner l'agent et le terrain où il évolue. Du
premier nous ne dirons rien, il varie constamment et
dans de grandes proportions en nature, en quantité, en
virulence ; nous le retrouverons d'ailleurs quand nous
envisagerons les conditions que créent les interventions
pour lésions inflammatoires.

Le terrain, c'est-à-dire l'anatomie et la physiologie de
la séreuse péritonéale nous intéresse davantage. Ce qui
domine cette question de la contamination et du mode
de réaction du péritoine ce sont ses deux qualités de
grande séreuse. La cavité péritonéale est une séreuse et
l'étendue de sa surface est considérable comparée à celle
des autres cavités du corps. C'est ce qui donne leur gravité aux processus inflammatoires qui l'atteignent en
totalité et l'on comprend facilement comment, pour peu
que l'agent causal soit virulent, l'organisme puisse être
sidéré pour ainsi dire sans avoir eu la puissance ni le
temps de réagir. Ce qui aggrave encore ce fait, c'est la
complexité de cette séreuse, la multiplicité de ses replis
créant autant de recoins où les produits septiques vont
se cacher, d'où il sera si difficile de les chasser que le
nettoyage aseptique de la cavité péritonéale est pour
ainsi dire impossible. Et cela encore n'aurait qu'une importance relative sans cette nouvelle condition que créent
les mouvements incessants dont sont animés les organes

qui y sont renfermés. Les anses intestinales constamment mobiles produisent, comme une sorte de brassage du contenu péritonéal dont le résultat immédiat est la dissémination sur une étendue sans cesse croissante des corps, des liquides surtout déposés en un point de sa surface. Cela explique les conséquences des épanchements septiques se produisant brusquement dans la grande cavité avant qu'un processus inflammatoire d'intensité moyenne ait prévenu la dissémination par des barrages adhérentiels.

Cavité séreuse d'une étendue considérable à surfaces compliquées dont le contenu sans cesse en mouvement multiplie les contacts septiques, il nous suffit de rappeler l'importance de ces trois faits sans y insister davantage.

Mais si le péritoine est remarquablement disposé pour recueillir, receler les produits septiques et se contaminer en totalité à la moindre occasion, il ne s'ensuit pas que tout contact dangereux doive forcément entraîner une péritonite généralisée ; au contraire, ses propriétés biologiques bien connues en font une des séreuses les mieux défendues de l'économie ; toutes les données cliniques et expérimentales le prouvent. L'étude de ces moyens de résistance du péritoine est déjà ancienne, mais il nous faut les rappeler pour la clarté de l'exposition.

Le premier et peut-être le plus important est le pouvoir de résorption ; quand la séreuse est saine, il est remarquable. Il s'exerce également pour les liquides et pour les particules solides jusqu'à un certain volume. Pour les liquides, la rapidité de résorption est telle, d'après les expériences de Wegner sur l'animal, qu'elle peut atteindre 8 pour 100 du poids du corps en une heure. Il

est vrai qu'elle varie avec les animaux en expérience avec
l'état de leur appareil circulatoire avec la toxicité du
liquide employé, etc. Il n'en demeure pas moins ce fait
que des liquides aseptiques déposés dans une cavité péritonéale normale y disparaissent très rapidement. Le
mécanisme de cette résorption est assez complexe : dif-
fusion et osmose, filtration, activité propre de la séreuse,
etc... (1) ; la seule donnée physiologique importante à
rappeler à son sujet est la suivante : les liquides résorbés
ne suivent pas la voie lymphatique, ils passent par la voie
veineuse (Heidenhain).

Il en est de même pour les particules solides. Les
corps étrangers, même d'un certain volume, qui, comme
le catgut, peuvent être facilement désagrégés, disparaissent rapidement. Les fils de soie sont plus résis-
tants ; mais avec le temps et des conditions propices, ils
finissent par subir le même sort. Une question qui nous
intéresse davantage est la façon dont se comportent les
épanchements sanguins. Ils sont résorbés de la même
manière et avec une rapidité presque égale à celle des
collections liquides. Si bien qu'au bout d'un temps relativement très court, la cavité séreuse se retrouve dans
des conditions analogues à celles d'avant l'expérience.

Nous n'avons considéré jusqu'ici que des cas où l'a-
sepsie la plus minutieuse était supposée observée. Les
résultats varient peu, bien que cela puisse paraître
étrange au premier abord, si l'on étudie la résistance
aux inoculations septiques. Mais il faut faire intervenir
alors un second mode de réaction qu'on retrouve cons-

(1) Pamard, thèse Paris, 1901-1902.

tamment dans les manifestations péritonéales : l'exsudation, exsudation liquide et exsudation plastique dont l'étude est liée à celle des adhérences.

Exsudation liquide d'abord ; elle se produit avec la plus grande rapidité lorsqu'un contact septique a souillé un point de la séreuse ; le liquide exsudé varie en quantité : il est toujours doué de propriétés bactéricides remarquables. Il les doit à ses qualités chimiques et surtout à l'activité des éléments cellulaires qu'il contient. Les études cytologiques récentes ont permis de saisir sur le fait le mode d'action de ces épanchements ; ils constituent une des manifestations les plus intéressantes de la vitalité des membranes séreuses. Puis, et si les conditions nécessaires sont réalisées, la résorption se produit et, au bout d'un temps variable, la séreuse a repris son aspect antérieur. Cette résistance du péritoine aux inoculations dont l'étude des phénomènes de résorption et d'exsudation nous montre le mécanisme est telle qu'on a pu introduire dans sa cavité des solutions septiques diverses, des matières fécales même sans que l'animal en expérience paraisse subir un dommage quelconque.

Mais il s'agit là, il ne faut pas l'oublier, d'expériences de laboratoire réalisées dans des conditions bien spéciales et dont il y aurait le plus grand danger à généraliser trop complètement les conclusions. Elles s'adressent à des animaux parfaitement sains, dont le péritoine n'a encore subi aucune atteinte, chez lesquels on trouve par conséquent réunies toutes les conditions idéales de résistance. Inutile de dire que ces conditions sont bien rarement, pour ne pas dire jamais, réalisées dans la pratique chirurgicale. En second lieu, elles n'ont en vue que des péritoines d'une résistance toute particulière. Cette différence dans la susceptibilité de la séreuse péritonéale, qui varie avec les espèces et les individus dans des proportions considérables, est un fait qui se vérifie tous les jours. Il explique, en partie du moins, la variabilité des résultats obtenus dans des conditions expérimentales ou opératoires en apparence identiques. Mais cette résistance individuelle est très difficile à préjuger ; c'est une inconnue dont il nous est pour ainsi dire impossible d'apprécier les termes. En pratique, il sera prudent de se comporter toujours comme si on se trouvait en présence d'une résistance minima.

La résorption et l'exsudation liquide bactéricide ne sont pas les seules manières de résister de la séreuse péritonéale ; il en est une autre tout aussi importante qui lui est comme les précédentes commune avec les autres séreuses, c'est l'exsudation plastique et les adhérences. Un foyer septique étant donné en un point quelconque de la séreuse et le processus réactionnel ayant une marche et une intensité convenables, des adhérences se produisent entre les surfaces des organes mobiles qui entourent le foyer et interceptent toute communication entre son contenu et le reste de la grande cavité. La rapidité de formation de ces adhérences varie avec les cas ; de même pour leur étendue, leur résistance, etc., qui dépendent de l'intensité du processus inflammatoire, de son ancienneté, etc. Le résultat seul **est important**, il sépare de la séreuse une partie de dimensions variables dans laquelle les phénomènes inflammatoires pourront évoluer sans que le reste soit aucunement influencé ; c'est une action de limitation, de séquestration ; le foyer nuisible

est enfermé, la séreuse reprend son individualité ; son intégrité est désormais à l'abri. Elle s'est ainsi protégée
contre l'une des causes les plus importantes de sa contamination totale : la dissémination des germes. Ces adhérences protectrices, si utiles au moment de leurs forma-
tions, deviennent fréquemment par la suite, comme nombre d'autres produits de défense, l'origine de troubles
secondaires par leur présence même, leur étendue, etc...
Nous retrouverons ces accidents dans les suites éloignées
du drainage.

Tels sont les processus les mieux connus qui permettent au péritoine de triompher d'une infection. Mais il
s'agit là de séreuses saines placées dans les meilleures
conditions de résistance possibles. Tout autre sera sa
manière de réagir quand une lésion antérieure lui aura
fait perdre une partie de ses propriétés biologiques ou
que des causes quelconques favoriseront le développement de l'infection. Cette altération de la vitalité du péritoine provient le plus souvent de lésions inflammatoires.
Sous l'influence de ces processus, l'endothélium de re-
couvrement est profondément modifié, une transformation notable dans les propriétés ordinaires de la séreuse
s'ensuit qui porte surtout dans le pouvoir d'exsudation
et de résorption. Les liquides que l'on rencontre alors,
souvent plus abondants qu'à l'état de réaction normale,
n'ont plus les propriétés de ceux provenant d'une séreuse saine ; leur abondance est la conséquence bien plus
du manque d'activité dans la résorption que d'un excès
de production ; leur rôle d'élément de défense s'est bien
modifié ; leur persistance, leur stagnance est la première
cause de cette transformation.

La nocivité des liquides ainsi accumulés dans une loge
à parois altérées de la séreuse a une importance très
grande dans la pratique. Leur résorption est aléatoire et
leur contamination presque impossible à éviter. Ils deviennent l'un des obstacles les plus grands à la réparation ; leur évacuation s'impose comme une des conditions indispensables pour la guérison. C'est un point
sur lequel nous aurons d'ailleurs à revenir.

Les états inflammatoires antérieurs sont le plus souvent
la cause directe de ces modifications dans l'activité vitale
de la séreuse. Les traumatismes opératoires portant sur
une séreuse saine peuvent aussi les produire, quoiqu'à un
moindre degré; d'où la nécessité de protéger du mieux
possible les surfaces péritonéales que l'acte chirurgical
n'intéresse pas directement pour ménager leur vitalité. En
pratique, et plus particulièrement au point de vue que
nous avons à envisager, ces différentes causes se combi-
nent dans des proportions variables et dominent la marche générale des suites opératoires. Il est nécessaire
d'examiner sous quelles formes on les trouve réalisées le
plus fréquemment; nous pourrons ainsi juger les moyens
thérapeutiques qu'on leur a opposés, apprécier leur valeur respective.

1° *Hémorragie.* — C'est toujours une hémorragie en
nappe que la durée de l'intervention ne permet pas d'étancher, car elle est plus justiciable d'une compression de
quelque durée que de tout autre moyen thérapeutique.
Elle provient soit du décollement d'adhérences étendues,
toujours suffisamment vasculaires, soit de la décortication
sous-séreuse d'une tumeur intra-pelvienne. Dans le pre-

mier cas, c'est une surface plus ou moins altérée de la
séreuse ; dans le second, une cavité sous-péritonéale qui
est l'origine de l'écoulement. Les dangers sont les mêmes;
ils proviennent du sang épanché et de la surface cruentée
qui en est l'origine. Le sang va se collecter au point déclive où il se réunira aux exsudations de la séreuse voi-
sine, etc., le plus souvent au fond du Douglas. La résorption, qui ne serait qu'une affaire de temps si l'épanche-
ment s'était fait dans une séreuse saine dont la surface
d'absorption est très étendue et le pouvoir résorbant intact, est presque impossible dans ce bas-fond à péritoine
physiologiquement détruit. L'hématome ainsi constitué
est le plus souvent déjà infecté : cette contamination est
plus que facile pendant l'acte opératoire ; elle se fera
d'ailleurs presque immanquablement dans la suite ; les
moyens ne manquent pas : surfaces infectées voisines,
produits septiques venant de l'intestin, soit que sa lumière ait été ouverte ou que les microbes aient traversé
une paroi plus ou moins altérée.

La conséquence est la formation dans le Douglas d'une
collection septique dont la présence est une menace
pour la grande cavité dont l'évacuation spontanée peut
amener de graves complications. Il faut empêcher la
constitution de cet hématome, arrêter l'hémorragie, évacuer le sang épanché. Nous verrons comment répondent
à ces désidérata les deux procédés du tamponnement et
de la péritonisation.

2° *Surfaces cruentées.* — Elles sont la conséquence
de l'ablation des organes (utérus, annexes) ou de leurs
tumeurs. Comme nous venons de le voir, elles peuvent

être constituées par une surface péritònéale altérée ou par le tissu cellulaire sous-séreux. En dehors du suintement, de l'hémorragie dont elles sont le siège, leur action nuisible provient de leur présence même. Sur toute l'étendue qu'elles occupent, la séreuse n'existant plus, sa surface utile, par rapport à l'état physiologique, a diminué. Bien plus, sur tous ces points, la guérison ne pourra se produire que par la création d'adhérences nouvelles ; c'est là une des conséquences les plus graves de leur abandon dans la cavitépéritònéale ; d'où l'indi-cation de les remplacer par des portions de séreuse saine jouissant des propriétés physiologiques du péri-toine et sur lesquelles les anses intestinales pourront glisser sans contracter d'adhérences néfastes. C'est le principe de la péritonéoplastie. Les lambeaux qui servi-ront à combler ces pertes de substances péritonéales sont presque toujours empruntés à la couverture séreuse des organes qu'il s'agit d'enlever. Ils sont soigneusement dé-collés pour pouvoir être rabattu sur la partie de la paroi saignante que laissera cette ablation. Si leur étendue est suffisante, une fois fixés par quelques points de catgut, la surface cruentée nuisible sera remplacée par une sur-face séreuse utile, et l'on comprend toute l'importance de ce résultat. Ce n'est pas « remplacée » cependant qu'il faudrait dire, mais recouverte ; la surface cruentée n'a pas disparu, mais une portion de séreuse est venue s'in-terposer entre elle et les anses intestinales; cette distinc-tion a une certaine importance.

3° *Surfaces septiques*. — Leur ablation n'est pas tou-jours en totalité possible et, malgré tous les perfectionnements opératoires, on est parfois dans la nécessité d'abandonner dans le ventre un fragment de poche dont la septicité ne fait malheureusement pas de doute ; ce sont le plus souvent des points adhérents aux anses grêles, au rectum, à la vessie, organes dont la déchirure possible serait encore plus grave. Il faudra parer à cette éventualité, dont les conséquences sont faciles à prévoir.

4° *Contamination du champ opératoire pendant l'intervention.* — Sa cause est le plus souvent dans l'ouverture d'une cavité septique : pyo-salpinx ou loge de pelvi-péritonite, cavité intestinale. C'était un des accidents les plus redoutables autrefois avant l'utilisation de la position déclive, alors que la protection de la grande cavité n'avait pas encore pris l'importance que nous lui accordons aujourd'hui. Elle n'a pas toujours la même gravité. C'est généralement pendant le décollement des collections enkystées que l'accident se produit ; une certaine quantité de pus fait brusquement irruption et souille le champ opératoire et les doigts du chirurgien. Le plus souvent et dans une opération bien menée, la grande cavité bien protégée par un épais barrage de compresses reste indemne ; les surfaces souillées sont peu étendues ; il sera en somme facile de les déterger, ce qu'il faudra faire aussi soigneusement que possible. Ce nettoyage mécanique, dont l'importance est visible et qu'il est nécessaire de faire parfaitement, ne donnera cependant à l'opérateur qu'une sécurité bien aléatoire ; si le liquide épanché est franchement microbien, ce n'est pas lui qui empêchera l'ensemencement des points touchés. Mais est-il toujours microbien ? Ici se pose une question de la plus haute importance pour la thérapeutique des annexites suppurées, celle de la virulence des collections dans les cas opérés.

A l'heure actuelle, les interventions radicales, celles surtout par la voie haute que nous envisageons plus particulièrement, ne s'adressent qu'à des états inflammatoires éteints généralement depuis un temps assez long. Pendant la période aiguë, c'est le traitement par les moyens médicaux et, à l'extrême, l'incision évacuatrice qui est la conduite prudente ; par tous les moyens, on recherche le refroidissement qui permettra une action plus radicale et moins dangereuse. Le refroidissement, la disparition des phénomènes aigus deviennent ainsi un critérium de l'atténuation de virulence de l'infection.

Mais jusqu'où va cette atténuation ? Ce point prend toute sa valeur si l'on rappelle que, dans des cas assez nombreux, l'examen bactériologique a démontré la stérilité du pus qu'au premier abord on avait considéré comme franchement septique. Dans d'autres cas, la virulence était tellement atténuée qu'elle était presque négligeable. Dès lors, l'ouverture de pareilles collections devient d'une innocuité absolue. Elle ne justifie plus aucune précaution autre que celles prises dans toute laparotomie aseptique.

Cette notion de virulence serait de la plus grande importance pour l'opérateur ; et, s'il pouvait l'acquérir facilement, elle lui dicterait sûrement sa conduite. Malheureusement, elle n'est point facile à connaître. Les caractères physiques du pus, coloration, consistance, odeur, ne paraissent pas avoir de relation constante avec sa valeur

microbienne. Cette connaissance de la valeur microbienne
nécessite des recherches plus compliquées et surtout plus
longues : examen microscopique, cultures, inoculations,
qu'il est impossible de faire extemporanément. On a pro-
posé de pratiquer l'examen bactériologique immédiat,
d'annexer un microscope à la salle d'opérations et d'attendre de lui la solution à prendre. Mais le microscope,
qui peut se tromper au point de vue « présence microbienne », n'a pour ainsi dire aucune compétence au
point de vue virulence et ainsi le côté le plus important
du problème reste sans solution par impossibilité matérielle (1).

Cette étude donc, dont on paraissait en droit d'espérer
des conclusions fermes, n'a servi qu'à donner à l'opéra-

(1) Rist *(Soc. Biol.*, Paris, 1902, 305-306) a examiné bactério-
logiquement huit cas de salpingite suppurée avec les résultats suivants :

1° Quatre cas de pus sans odeur : deux fois l'examen a été
négatif. Dans les deux autres cas, les cultures sur gélose ont
décelé du gonocoque à l'état de pureté. Dans aucun de ces cas,
le microscope n'a pu déceler de formes microbiennes dans les
préparations extemporanées.

2° 3 cas de pus fétide : dans le premier, 2 espèces aérobies :
streptocoque pyogène et *bacterium coli*, et 3 autres anaérobies :
bacillus thétoïdes de Rist et 2 cocci prenant le Gram. Dans
les 2 autres cas, pas d'espèces aérobies, mais 6 anaérobies :
bacillus fragilis, staphyloccocus parvulus de Veillon et Zeiler,
streptocoque anaérobie, plus 3 espèces non décrites ; toutes
étaient pathogènes.

3° Un cas de pus très fétide, dans lequel le microscope ne
montre que quelques formes microbiennes altérées et où les
cultures restent stériles.

teur cette incertitude que laisse toujours l'inconnu. En pratique et jusqu'à nouvel ordre, il sera prudent de considérer comme septiques toutes les suppurations annexielles qui auront pu contaminer un champ opératoire.

Mais s'il est permis d'avoir un doute sur la virulence d'un pus, il n'en n'est pas de même pour le contenu de la cavité digestive. Ici il faut examiner deux cas : 1° l'ouverture du calibre intestinal s'est faite par mégarde et une certaine quantité de matières a fait irruption au dehors ; 2° l'ouverture s'est faite de telle façon que toute issue de liquide septique a été évitée. Dans le premier cas, il nous semble évident de dire que toutes les parties souillées doivent être considérées comme fortement contaminées et que les plus grandes précautions sont à prendre. Il est vrai, ainsi que nous l'avons vu, que des matières intestinales ont pu sans danger séjourner dans certains péritoines ; ce fait, malgré son importance, n'a, nous semble-t-il, qu'une valeur secondaire et nous ne nous sentirions par le courage de refermer un péritoine après pareil accident. Dans le second cas, si toutes les précautions ont été bien prises et si la suture faite régulièrement donne toute sécurité à l'opérateur, il est admissible de se comporter comme si rien ne s'était produit et de ne pas tenir compte de l'accident si rien autre n'empêche de fermer complètcment le ventre. Ces cas sont rares.

5° *Durée de l'intervention.* — C'est un facteur dont l'importance est bien discutée et qui cependant doit avoir une certaine valeur. Il agit de différentes façons : d'abord par l'influence qu'a immanquablement sur l'état général

du malade la prolongation de l'anesthésie et du traumatisme opératoire. En second lieu, par les lésions mécaniques que subit le péritoine au cours des manœuvres
chirurgicales et qui compromettra d'autant plus sa vitalité qu'elles ont une plus longue durée. En troisième lieu,
par les chances d'infection plus grandes que comporte
tout acte opératoire prolongé au delà des limites normales et provenant soit des germes aériens qui continuellement se déposent sur tous les objets utilisés pendant
l'intervention, soit des fautes contre l'asepsie que peuvent
involontairement commettre opérateurs ou aides et que
la fatigue d'une intervention longue peut rendre possibles.

Nous venons, en examinant ces différentes causes de
l'infection péritonéale, d'énumérer les indications que
nombre de chirurgiens considèrent comme les principales
du drainage après laparotomie. Ils estiment que c'est le
meilleur moyen ou l'un des plus efficaces que l'on puisse
opposer à la plupart d'entre elles. Mais le drainage a des
inconvénients ; une laparotomie drainée n'est pas une
opération finie, etc..., et ces arguments contre le drainage sont les meilleurs en faveur de la péritonéoplastie
avec laquelle on l'a mis en parallèle et qui semble répondre aux mêmes indications. Quelle est donc la valeur respective de ces deux procédés et auquel donner la préférence ?

Nous connaissons le principe de la péritonéoplastie: recouvrir toutes les surfaces suspectes de lambeaux péritonéaux de façon qu'en aucun point les anses intestinales
ne soient en contact avec elles ; tapisser de séreuse saine
les portions lésées de la paroi de manière à rétablir la

continuité de cette séreuse ; fermer complètement le sac. Les propriétés biologiques du péritoine sont suffisantes pour que presque sans autre aide il triomphe facilement de toutes les causes d'infection que nous avons énumérées. Le drainage devient ainsi une superfétation ou plutôt, et d'une façon plus ou moins directe, une des causes des complications qu'il prétend éviter. Outre qu'il remplit très mal son rôle évacuateur, il n'est qu'une barrière insuffisante pour peu que l'infection soit virulente ; bien plus, il joue un rôle dangereux de corps étrangers et certains auteurs (Berruyer, H. Kelly, etc.) ne paraissent pas éloignés de croire que nombre d'accidents infectieux développés après son emploi n'ont dû leur gravité qu'à la présence de cette épine irritative. Non seulement il est inutile, mais sa présence est le plus souvent nuisible. De là, à supprimer jusqu'à ces dernières indications , il n'y a qu'un pas. Une seule ressource reste : la péritonisation.

Ainsi énoncée, la question semble mal posée et mal résolue. Drainage et péritonisation ne s'excluent pas ; et le premier peut rendre d'immenses services quand la seconde est impossible ou insuffisante.

Voilà, croyons-nous, le point de vue juste.

Evidemment, la péritonisation est une manœuvre de la plus grande utilité et sa réalisation aussi parfaite que possible s'impose à la suite de toute intervention ; mais malgré sa valeur comme moyen hémostatique et anti-infectieux, comme procédé idéal de restauration péritonéale, elle ne nous paraît pas répondre à toutes les éventualités. Il est des cas où son action hémostatique incomplète demande à être aidée ; d'autres où son rôle de lutte contre l'infection sera insuffisant s'il n'est secondé ; d'autres enfin où sa réalisation parfaite sera impossible ou d'une difficulté et d'une complexité trop grande. Dans tous ces cas le drainage est là comme une nouvelle et victorieuse ressource que nous aurions le tort de négliger.

Pour bien comprendre le mode d'action respectif de ces deux moyens, nous examinerons leur utilisation dans les cas extrêmes où leur rôle sera mieux tranché.

Il en est d'abord où la péritonisation se fait d'elle-même; les lambeaux taillés pendant une hystérectomie pour utérus fibromateux sans adhérence, pour l'ablation d'une tumeur intra-ligamentaire se rabattent d'eux-mêmes, la tumeur enlevée, et cachent la surface cruentée ; quelques points suffisent à l'accolement parfait ; la péritonisation est idéale, le drainage inutile. Cependant quelques fois, même dans ces cas, elle peut être insuffisante ; le volume et la situation de l'organe ou de la tumeur enlevés peuvent être tels qu'ils déterminent la formation d'une cavité trop vaste. Les lambeaux péritonéaux seront suffisants pour en obstruer complètement l'orifice, mais l'accolement des parois ne sera pas parfait. Un hématome va se constituer dont nous connaissons les dangers ; c'est là la cause la plus fréquente de ces cellulites pelviennes post-opératoires étudiées par Marin (1). Il faudra évacuer cet hématome que la péritonisation a été impuissante à empêcher ; nous verrons qu'une ouverture bien placée peut y suffire facilement.

Dans d'autres cas, et à l'autre extrême, la péritonisa-

---

(1) Marin, thèse, Bordeaux.

tion semble impossible. C'est surtout dans l'ablation des
annexites suppurées avec anciennes lésions de pelvi-
péritonite qu'on les rencontre. Ce sont ceux-là que nous
avons plus spécialement en vue dans ce travail. Le péritoine pariétal et viscéral du petit bassin n'existe pour
ainsi dire plus ; adhérences décollées, tissu cellulaire
sous-péritonéal mis à nu par l'arrachement de la séreuse,
fragments de poches adhérentes, la cavité pelvienne n'a
pour parois que des surfaces cruentées ou infectées. Ces
cas semblent un défi à la péritonisation ; l'ingéniosité des
opérateurs y a pourvu. Par la fermeture de l'orifice de
cet entonnoir septique, au moyen de la cloison horizontale que donne l'étalement du côlon ilio-pelvien et de son
méso ou du lambeau péritonéal vésico-utérin attiré en
arrière et fixé à la paroi postérieure du pelvis les anses
intestinales, au lieu de venir se souiller et adhérer à ces
parois infectées, reposeront librement sur une surface
séreuse saine. Le résultat de cette manœuvre indique son
importance. Mais là encore, à elle seule, elle est insuffisante. Les surfaces dangereuses n'ont pas disparu, rem-
placées, au vrai sens du mot, par une séreuse saine ;
c'est recouverte qu'il faut dire ; la cavité septique est
dessous et, si la gravité de sa présence a diminué, elle
n'est pas entièrement supprimée pour cela. Il faudra
pourvoir à son traitement. On comprend de quelle utilité
peut être encore dans ce cas un drainage au point déclive.
Le cloisonnement a eu cependant un important résultat,
bien plus considérable à nos yeux que celui d'offrir aux
anses intestinales une surface de glissement ou d'aug-
menter l'étendue de l'absorption ; il a séparé de la grande
cavité un foyer dangereux, il a extériorisé, extra-périto-

néalisé les surfaces nuisibles ; c'est là le grand point. La cavité péritonéale a repris son indépendance et conserve son intégrité ; le foyer suspect est devenu extra-péritonéal et son évolution s'est du même coup complètement modifiée. Il n'est plus un danger pour la grande séreuse ; son occlusion en sera facilement assurée par des moyens simples. Nous verrons que le tamponnement à la gaze arrive sensiblement aux mêmes résultats d'une autre manière. C'est toujours l'exclusion, l'extra-péritonisation du foyer. Par la communauté des résultats, ces deux moyens se touchent.

Il est enfin des cas où la péritonisation est impossible ; le cloisonnement même est impraticable ou ne donne pas un résultat suffisant. Il en est d'autres où malgré une péritonisation satisfaisante, quelquefois fortuite, la contamination est tellement évidente que le chirurgien ne peut, malgré tout, refermer complètement le ventre. Ce seront nos indications les plus formelles de drainage et nous croyons difficile qu'on puisse les contester.

Evidemment, l'idéal serait de ne l'utiliser jamais, et tout chirurgien doit tendre à *finir* ses opérations ; en outre, par son emploi, nous préparons au malade des suites opératoires quelquefois très longues et douloureuses. Mais ces inconvénients nous paraissent largement compensés par la sécurité qu'il nous donne ; nous verrons d'ailleurs qu'ils peuvent être en grande partie évités. Cette étude des accidents du drainage intimément liée à celle des suites éloignées des laparotomies, trouvera mieux sa place après l'histoire du tamponnement.

Disons en terminant que notre intention n'a pas été de préciser les indications du drainage, la tâche serait

beaucoup plus délicate (1), mais de prouver qu'en l'état
de nos connaissances chirurgicales, ce moyen peut être
encore utile souvent, indispensable quelquefois. Nous
aurons ainsi justifié notre travail.

(1) L'infection est sûrement évitée si l'on sait quand et comment il faut drainer, ce qui est plus affaire d'expérience personnelle, à l'heure actuelle, à défaut de données techniques
très précises et très sûres, que le nettoyage vaginal. (Pantaloni.
Arch. Prov. Chir., 1897, p. 100.)

DES MOYENS DE DRAINAGE

Ils se réduisent en somme à deux : la gaze et les drains.
La gaze, dont l'utilisation date des premiers travaux sur
le drainage capillaire ; les drains, employés depuis si longtemps en chirurgie générale et qui furent également les
premiers à être utilisés en chirurgie abdominale. Leur
valeur respective modifiable suivant de multiples conditions, dépend en grande partie de la position de l'ouverture ou de la contre-ouverture qui leur livre passage.
Il est difficile de scinder cette étude du drain et de l'orifice de drainage ; cependant, pour la commodité du sujet, nous traiterons à part, dans le chapitre suivant, la
question des voies de drainage, nous occupant seulement
ici des moyens de drainage.

Drains. — Les drains, surtout au point de vue qui
nous occupe, peuvent être divisés en deux catégories :
drains rigides et drains souples. Leur rôle et leur résultat sont les mêmes : la seule différence provient jus-
ment de ces deux qualités opposées. Les drains rigides ont le grand inconvénient d'exposer à des lésions
intestinales ; les bords de l'orifice terminal, ceux des
trous dont ils sont percés, malgré leur surface mousse
et leurs petites dimensions soumettent à des contacts

brutaux les organes voisins ; les pressions, quelquefois
et malgré l'opérateur, violentes, peuvent avoir des conséquences particulièrement dangereuses quand les organes comprimés ont la délicatesse d'une paroi intestinale parfois déjà lésée. Les suites sont faciles à prévoir :
la moins grave sera l'obstruction, l'occlusion aiguë ; le
mal est heureusement plus facilement réparable que dans
le cas d'ulcération de la paroi. La fistule stercorale, avec
son cortège de maux de toutes sortes, est alors la conséquence inévitable. Les observations n'en sont malheureusement pas rares.

C'est là certainement l'inconvénient majeur des tubes
rigides ; ce n'est pas le seul ; les autres sont le résultat
de leur invariabilité de forme et de longueur qui nécessite une multiplicité de modèles préjudiciable encore à
leur emploi. Leurs avantages ne compensent pas ces défauts. Le principal, sinon l'unique, c'est leur stérilisa-
bilité à de hautes températures. Leur composition, verre
ou métal (1) permet de les faire passer indistinctement à
l'étuve sèche ou à l'autoclave et d'obtenir une stérilisa-
tion parfaite. Leur nettoyage est aussi plus facile ; le
poli et l'imperméabilité de leur paroi permet de leur
redonner la propreté nécessaire à une nouvelle utilisation. Enfin, leur rigidité est une garantie contre l'efface-
ment de leur lumière par la pression des organes voisins,
ainsi que le fait serait possible avec des tubes à parois
souples. Ce ne sont pas là en réalité des qualités qui leur
soient propres ; nous allons voir que les drains souples

(1) Nous ne parlons pas des drains en gutta, moins utilisés
en chirurgie abdominale.

les possèdent presque toutes et qu'ils leur sont bien supérieurs à d'autres points de vue.

Ceux que l'on emploie couramment sont des tubes en caoutchouc rouge à surface parfaitement lisse et de calibres différents, généralement gradués à la filière Charrière. Les orifices latéraux pratiqués d'avance sur certains peuvent être faits extemporanément par l'opérateur. Leur composition permet de les stériliser parfaitement à l'autoclave. Une des plus précieuses conséquences de leur consistance est la facilité avec laquelle on peut modifier leurs dimensions longitudinales et adapter leur courbure aux trajets dans lesquels on les place. L'épaisseur de leur paroi cependant doit être suffisante pour éviter qu'elle ne se laisse écraser par la pression intra-abdominale, ce qui, en supprimant leur lumière, entraînerait du même coup l'arrêt de leur fonctionnement. Il est facile de trouver des tubes qui remplissent ces désidérata. Enfin et surtout ils sont incapables de causer de lésions sérieuses aux organes avec lesquels ils sont en contact ; ils ont toutes les qualités d'un bon drain sans avoir les défauts d'un tube rigide.

Deux conditions sont importantes pour le fonctionnement de ces drains, de quelque nature qu'ils soient ; il faut que l'action de drainage s'adresse à une cavité préformée et, en second lieu, que la position de l'ouverture et la direction du drain assurent naturellement l'écoulement des liquides suivant les lois de la pesanteur ; c'est-à-dire que l'orifice extérieur soit sur un plan inférieur à celui de l'orifice interne.

La première proposition a été démontrée depuis longtemps déjà dans un remarquable travail de Delbet. Un

drain placé dans un péritoine sain n'assure que très im-
parfaitement et d'une façon intermittente l'écoulement
des liquides qui y sont contenus, malgré leur abondance;
l'explication en est facile: le drain ne plonge pas de toutes
parts dans le liquide ; la pression abdaminale accole
contre ses orifices les anses intestinales mobiles et souples et détermine leur oblitération ; l'écoulement s'arrête
aussitôt. Au bout de très peu de temps, d'ailleurs, la péritonite plastique, déterminée par la présence du drain,
l'aura isolé du reste de la cavité abdominale, si bien que
son action de drainage ne s'exercera plus que pour l'étroit
conduit dans lequel les adhérences l'auront emprisonné.
Le drainage de la cavité péritonéale est donc impossible
à réaliser avec de simples tubes ; seule une cavité préformée se laisse drainer de cette manière ; encore faut-
il que ses parois soient simples, sans diverticules, où le
pus vienne s'accumuler. Nous verrons que c'est le cas
pour celle que laisse l'ablation d'un tamponnement à la
Mickulicz ; de même pour la loge sous-séreuse que détermine le cloisonnement du bassin avec le lambeau
vésico-utérin ou le mésocôlon pelvien. La pression des
anses intestinales sur l'opercule séreux qui leur sert de
barrière protectrice sera suffisamment efficace au début
pour l'appliquer sur le plancher pelvien et réduire la
cavité extrapéritonéale à l'état d'espace virtuel ; mais
cet état n'est que momentané ; l'exsudation toujours
abondante des parois aura tôt fait d'accumuler des liquides et de donner à la cavité une existence bien réelle.
Ces poches extra-péritonéales seront faciles à drainer ;
inutile de dire que ce drainage s'impose.

Nous ne dirons rien encore du point où il faudra établir l'ouverture ; mais la direction du drain qui est sous la dépendance de cette condition a une certaine importance, d'ailleurs facile à comprendre. Il faut qu'il ait une déclivité telle que l'écoulement des liquides se fasse naturellement. Si l'orifice externe du drain est sur un plan plus élevé que l'orifice abdominal plongeant dans les liquides à évacuer, l'écoulement ne se fera que lorsque leur niveau atteindra celui de l'orifice externe ; la cavité ne se videra que par regorgement, par conséquent incomplètement et mal ; l'accumulation sera peut-être diminuée par la pression intra-abdominale qui, tendant à effacer la cavité, favorise la progression des liquides ; la stagnance n'en sera pas pour cela empêchée et, avec elle, toutes ses conséquences. Au contraire, un drain placé dans des conditions physiques normales fonctionne continuellement et tout seul ; la cavité avec laquelle il est en rapport, si l'orifice de drainage est bien placé, sera constamment vide et l'accolement des parois favorable à l'oblitération, qui résulte de cette vacuité, sera la conséquence de cette position logique du drain. Ce drain remplit parfaitement son rôle : il draine réellement.

Pour qu'un drain puisse fonctionner efficacement, il faut donc qu'il soit bien placé dans une cavité indépendante séparée de la séreuse.

Gaze. — L'emploi de la gaze comme moyen de drainage du péritoine est intimément rattaché à l'histoire du tamponnement à la Mickulicz. L'idée première du chirurgien allemand s'est peu à peu modifiée; de nombreux travaux, que justifie l'importance du procédé, ont peu à peu fixé les divers points de technique et le mode d'action, si bien qu'à l'heure actuelle la question semble définitivement éclaircie. Il est cependant nécessaire que nous résumions brièvement ces données pour la clarté de notre sujet.

La gaze introduite dans la cavité péritonéale exerce son action de trois manières différentes : 1° cloisonnement ; 2° hémostase ; 3° drainage, qui, chacun, ont leur importance et leur utilisation ; nous les passerons rapidement en revue.

L'action de cloisonnement est une des plus importantes. La mèche de gaze joue vis-à-vis de la séreuse avec laquelle elle est en contact le rôle d'un corps étranger de nature particulière ; dès son introduction, les anses intestinales qui touchent sa surface s'immobilisent comme agrippées au treillis de la gaze. Leur mobilité incessante est entravée, comme la dissémination des germes dont elle est le principal agent. Ce résultat immédiat se complète rapidement par la formation d'adhérences entre ces anses ; la conséquence est l'occlusion de toutes les communications entre le foyer représenté par la mèche de gaze et le reste de la séreuse péritonéale. Dès lors, il s'est formé une cavité nettement limitée, dont l'espace est occupé par la gaze et les parois constituées par les anses intestinales et les adhérences qui les unissent. Cette cavité est indépendante de la grande séreuse ; elle est pratiquement extra-péritonéale et son évolution dépendra entièrement de cette qualité. C'est là l'action de cloisonnement du tamponnement à la Mickulicz ; son importance est facile à apprécier. Dans les cas où, à la suite d'une intervention, une région de la séreuse est jugée infectée, un morceau de gaze placé en ce point empêchera, par sa seule présence, la dissémination des germes et transformera en cavité extra-péritonéale ce foyer dont la gravité est, de ce fait, presque entièrement supprimée. C'est cette action d'extériorisation qui est, croyons-nous, la qualité principale du Mickulicz.

Que va devenir cette cavité après l'ablation de la gaze ? Cela dépend de sa septicité, de l'importance de ses dimensions, du moment où le tamponnement a été supprimé, enfin du traitement ultérieur. Il ne faut pas oublier que nous avons affaire à une poche intra-abdominale limitée en grande partie par des anses intestinales ; la pression intra-abdominale va rapprocher ses parois, les accoler, et cela d'autant plus facilement qu'elles seront plus souples, c'est-à-dire que le processus irritatif déterminé par le Mickulicz aura été de plus courte durée. Dès l'ablation de la mèche, la cavité a pour ainsi dire disparu et la guérison serait complète si l'adhérence se faisait immédiatement entre les parois au contact. Il n'en est malheureusement pas ainsi ; ces parois sont formées par une séreuse modifiée qui n'a plus les propriétés d'une séreuse saine. Le plus souvent l'accolement est le résultat d'une cicatrisation par tissu de granulation ; il demande un temps assez long et donne lieu à une exsudation d'abondance variable, mais toujours trop importante. Cela est d'autant plus vrai que la gaze sera plus longtemps restée en place et aura davantage modifié la constitution de cette séreuse. Si ces liquides sont immédiatement et totalement évacués, l'accolement sera rapide ; dans le cas contraire, leur accumulation écarte les parois et empêche la réunion. L'indication est donc de laisser le moins possible en place le tamponnement et d'assurer rigoureusement l'évacuation des liquides exsudés. Or, l'expérimentation nous apprend qu'au bout de quarante-huit heures les adhérences sont suffisamment solides pour que cette ablation se fasse sans inconvénients. Quant à l'évacuation des liquides, c'est toute la question du drainage après tamponnement. Nous y reviendrons.

Outre son rôle directement anti-infectieux par le cloisonnement, le tamponnement à la gaze jouit d'un pouvoir hémostatique dont la puissance explique la faveur que lui accordent les chirurgiens. Appliquée sur une surface cruentée dont le suintement sanguin ne peut être étanché par les moyens ordinaires, la gaze légèrement tassée arrête cet écoulement. Malheureusement cette action hémostatique, pour être durable, exige un certain temps, quelques heures au moins, ce qui enlève à cet excellent moyen toute utilisation pratique pendant l'acte opératoire et exige l'abandon de la gaze dans le ventre. Pour que l'action hémostatique se produise, il faut que la gaze soit étroitement appliquée contre la surface cruentée et y soit maintenue avec une certaine pression. Elle paraît agir d'une façon analogue à la lame de coton hydrophile dont le Dr Vicente Sagana (Valladolid) (1) prônait le pouvoir hémostatique au dernier Congrès de Madrid, en favorisant la coagulation. La pression nécessaire est naturellement proportionnée à la pression intra-abdominale ; la disposition de la cavité pelvienne ne permet

---

(1) Vicente Sagana, *La accion hémostatica del algodon hidrofilo aplicado sobre las superficias sangrientas en forma de una dalgada capa que se hace adherir con suaves presiones.*

pas de lui donner une autre valeur, le tassement n'ayant pas de point d'appui du côté de la cavité péritonéale. Une pression trop forte aurait d'ailleurs de graves inconvénients pour le rectum et la vessie, auxquels naturellement elle serait transmise. La gaze mollement appliquée sera donc maintenue par la tension intra-abdominale ; il est par conséquent nécessaire que celle-ci ait une valeur suffisante ; un pansement suffisamment serré y pourvoira.

L'action de drainage est le dernier terme de la trilogie thérapeutique du tamponnement à la gaze ; elle est réelle et peut être très active. Son mécanisme a donné lieu à de nombreuses recherches et paraît assez bien connu. On peut le réduire en dernière analyse aux trois processus suivants : action d'imbibition, action de siphon, aspiration capillaire. Nous négligerons les deux premiers comme secondaires dans le fonctionnement d'un Mickulicz normal. L'aspiration capillaire paraît au contraire avoir une certaine importance ; c'est à son sujet que se sont élevées toutes les controverses sur la valeur de la gaze comme moyen de drainage. Mais à l'heure actuelle, de nombreuses expériences ont établi son efficacité incontestable. Une mèche de gaze baignant par une de ses extrémités dans un liquide et, de l'autre, dans une atmosphère non saturée de vapeurs, un courant s'établit dans la gaze du bout humecté, vers l'autre extrémité, produisant une véritable aspiration du liquide en expérience. C'est là le drainage actif dont parlaient les défenseurs du Mickulicz et dont la réalité est ainsi démontrée. L'énergie de cette aspiration dépend de nombreuses conditions ; elle est généralement suffisante, une fois le courant établi, pour constituer une sérieuse barrière à la pénétration de l'infection (1). Et, effectivement, ce n'est pas au début, pendant que le tamponnement fonctionne bien, qu'elle se réalise le plus souvent ; c'est plus tard, quand cette action aspiratrice a disparu ; le fait se démontre quotidiennement.

Les conditions qui font varier la puissance de l'action capillaire dépendent des trois facteurs : milieu extérieur, gaze, liquide drainé. L'aspiration sera d'autant plus active que l'évaporation se fera mieux dans une atmosphère moins saturée de vapeurs. Cela implique le renouvellement des pièces de pansement dès qu'elles sont humectées par les liquides drainés et la suppression de l'imperméable qui transforme la région recouverte en chambre humide.

Toutes les gazes ne se laissent pas imbiber également par les liquides. M. Vignard a fait à ce sujet des recherches très complètes ; nous nous contenterons de citer ses conclusions. Le tissu qui remplit le mieux ce rôle est la gaze blanche apprêtée non gommée qu'on vend généralement sous le nom de gaze purifiée. Il est bon qu'elle soit légèrement humectée, ce qui la rend plus souple et amorce l'aspiration.

Enfin, le rôle le plus important dans cette question est tenu par le liquide sur lequel s'exerce le drainage. Sa température a peu d'importance ; il n'en est pas de même de la pression à laquelle il est soumis et de sa densité ;

(1) Si le pansement réalisé des conditions d'absorption et d'évaporation suffisantes, cela seul suffit à empêcher la pénétration de substances toxiques dans l'organisme (Préobrajenski).

mais certainement le facteur le plus important est représenté par sa consistance, sa viscosité, sa facilité d'évaporation. Toutes conditions égales d'ailleurs, l'aspiration sera plus active pour un liquide très volatil que pour l'eau ; elle le sera davantage pour l'eau que pour tout autre substance dont la viscosité est un obstacle à la progression dans les cavités capillaires des fils de la gaze. Pratiquement, les sérosités limpides seront rapidement et facilement aspirées ; mais la purulence est une entrave, et l'action capillaire sera d'autant moins efficace qu'elle sera plus marquée. Dans ces cas. la partie aqueuse du pus est seule absorbée ; le reste, dont la consistance est accrue de ce fait, demeure derrière la gaze ; le tamponnement ne draine plus, il va former bouchon. D'autre part, au bout d'un certain temps, l'exsudation des parois de la poche recouvre la surface de la gaze d'un enduit visqueux qui peu à peu bouche tous ses pores. Dès lors, il ne faut plus espérer le drainage ; le tamponnement est inutile, par suite nuisible. Il entre donc dans l'étude du drainage capillaire à la gaze une question de temps de la plus haute importance. Dans chaque cas déterminé l'aspiration aura une valeur différente mais, règle générale, elle passe par un maximum qui se produit dès le début du placement de la gaze ; la courbe prend ensuite une marche décroissante, après avoir présenté pendant les premières heures un plateau. Cette diminution dans la puissance aspiratrice se fait plus ou moins rapidement ; quelquefois l'arrêt est brusque, sans qu'on en puisse donner la cause et sans qu'il soit possible d'y remédier.

Les données expérimentales et d'observations que nous venons d'énumérer à propos du fonctionnement de la gaze sont utilisées de la manière suivante. La disposition de la gaze dans le ventre peut se faire de deux manières : suivant le procédé type de Mickulicz ou sous forme de simples mèches sans sac. Tout le monde connaît le sac de gaze de Mickulicz, dans lequel on tasse d'autres lanières dont le nombre et le volume sont déterminés par les dimensions de la cavité à combler. Ce tamponnement s'adapte admirablement à la cavité du Douglas ou au fond du petit bassin après une hystérectomie totale. Le sac n'est pas une complication inutile ; il peut éviter de laisser dans le ventre des fragments de gaze déchirés pendant l'extraction ; il rend aussi cette extraction plus facile. Mais il est nécessaire, pour que cette manœuvre se fasse sans à-coups, de noter très exactement l'ordre et la position des mèches pour ne pas s'exposer à tirer sur les plus profondément situées avant d'avoir enlevé toutes les autres ; on s'évitera ainsi bien des ennuis et on épargnera sa malade. Il semble que l'on préfère aujourd'hui utiliser de simples mèches disposées et tassées suivant les besoins sans s'embarrasser d'un sac. Le comblement des coins morts devient ainsi plus facile et le drainage se fait tout aussi bien ; mais l'ablation est certainement plus pénible.

Le pansement qui suit l'intervention doit être suffisamment serré pour rétablir la tension abdominale qui favorise l'hémostase, le drainage et la résorption intra-péritonéale. Il n'y a pas à craindre que cette compression devienne un obstacle à l'acte respiratoire ; si la malade est dyspnéïque, la cause est malheureusement beaucoup plus sérieuse ; on la trouvera dans le thorax ou dans une réaction inflammatoire de la séreuse péritonéale.

Quand le drainage capillaire fonctionne bien, le pansement se souille rapidement par les liquides aspirés, et il est étonnant de voir quelques fois avec quelle rapidité et quelle abondance. Il est nécessaire de le renouveler pour éviter la contamination et favoriser l'aspiration en établissant autour de l'extrémité des mèches un milieu absorbant. Puis, petit à petit, l'abondance de l'écoulement diminue ; il va falloir enlever le tampon.

Mais à quelle époque procéder à cette ablation ? D'après ce que nous avons vu, il semble que le moment propice soit celui, où son rôle utile étant terminé, sa présence va devenir nuisible.

C'est là l'opinion de la grande majorité des chirurgiens qui fixent cette ablation au deuxième ou au troisième jour après l'intervention. L'hémostase est alors complète et définitive ; l'aspiration capillaire a déjà notablement diminué ; d'autre part, les adhérences sont suffisantes pour résister aux tiraillements de l'extraction. La gaze ne joue plus que le rôle de corps étranger et ce pourrait ne pas être sans danger. Il a été démontré que les adhérences entre la gaze et les parois intestinales, assez faciles à détacher au début, deviennent ensuite fréquemment de plus en plus intimes ; il se produit comme une usure de la paroi intestinale au contact de la gaze qui s'enfonce peu à peu vers la cavité du conduit où elle finit par pénétrer et par où elle s'éliminerait ; le fait a été observé. Nous en connaissons un bel exemple. Il s'agit le plus souvent alors de gazes oubliées dans la cavité péritonéale ; mais le même processus peut s'observer pour un drainage trop longtemps laissé à demeure. On comprend les dangers de cette évolution ; l'extraction sera alors la cause d'une déchirure et l'amorce de la fistule stercorale.

Enfin, la cavité du tamponnement a encore toutes ses qualités de souplesse qui favorisent l'accolement rapide des parois. Il semble donc que tout soit en faveur d'une ablation précoce au deuxième ou au troisième jour. Ce n'est cependant pas l'avis de tout le monde.

Vergne, dans une thèse écrite sous l'inspiration de M. le professeur Poncet, a exposé les dangers de cette ablation précoce. Il a observé à sa suite des accidents sérieux, quelquefois très graves d'infection : élévation de température, phénomènes d'intoxication, etc., qui faisaient totalement défaut quand l'époque de l'ablation était retardée, c'est-à-dire reportée jusqu'au dix-septième au vingt-cinquième jour et au delà. Nous n'avons jamais rien observé de semblable, et nous nous expliquons difficilement l'origine de ces accidents. Peut-être faut-il le chercher dans le mode d'ablation du tampon, à un moment où l'eau oxygénée n'était pas encore utilisée, ou dans l'insuffisance du drainage après cette ablation.

Le manuel opératoire de l'extraction a une certaine importance dans ses minuties. Elle doit être faite avec la plus grande douceur pour éviter à la malade les douleurs atroces que causent les manœuvers brutales. L'eau oxygénée largement maniée en est devenue l'auxiliaire indispensable. Il faut la faire pénétrer profondément entre les mèches, et attendre que son action se soit fait sentir. On emploie, suivant le conseil de Brye (1), une eau à 10 ou 12 volumes alcalanisée avec une solution de

(1) Brye, thèse de Lyon, 1900-1901.

biborale de soude. L'extraction des mèches centrales terminée, le sac peut être laissé en place quelque temps encore ; il est le plus souvent préférable de l'enlever du même coup. C'est son ablation qui est le plus douloureuse et le plus justiciable de l'eau oxygénée.

Quelquefois, à sa suite, apparaît une frange épiploïque entraînée par une adhérence. Si l'on s'est maintenu dans les conditions d'asepsie nécessaires, le fait n'a pas d'importance ; on peut réintégrer immédiatement l'épiploon sans aucun danger ; l'accident vaut à peine d'être signalé.

Mais les soins du chirurgien ne doivent pas s'arrêter là, une nouvelle période commence dont on ne saurait trop faire ressortir l'importance, et de laquelle va dépendre, pour la malade, une guérison rapide ou une série d'ennuis et de souffrances interminables. Les suites sont la conséquence de la cavité que laisse l'ablation du tampon et dont l'oblitération doit être complète pour que la guérison soit obtenue.

Nous avons dit quelle est sa constitution et de quelle manière elle tend à la cicatrisation ; nous savons l'importance qu'il faut accorder à l'évacuation des liquides qui s'y accumulent ; tous les dangers viennent d'un drainage imparfait, parce qu'établi dans des conditions antiphysiologiques. L'infection qui, trop souvent, vient compléter ces suites n'est, la plupart du temps, que la conséquence de cette insuffisance du drainage. Nous retrouverons tous ces accidents au chapitre suivant.

Il n'est pas jusqu'aux adhérences qui n'en dépendent. Ces adhérences sont une des conséquences les plus graves du tamponnement et constituent réellement son point faible à côté de la péritonisation. Elles sont l'origine de dé-

sordres multiples ; il nous suffira de citer les douleurs et
les phénomènes d'occlusion. Heureusement, ces accidents sont rares si l'on considère le nombre des malades
traités. Mais, ce qui est plus important, ils sont plutôt le
fait des brides et des adhérences limitées à de gros pédi-
cules non enfouis que de l'immobilisation des larges surfaces intestinales que détermine le tamponnement. Bien
plus, leur nature dépend, en grande partie, de la manière
dont s'est faite la cicatrisation de la cavité tamponnée.
Une longue suppuration déterminera la production d'un
tissu de cicatrice rétractile des plus préjudiciables au
fonctionnement de l'intestin. Mais, si l'accolement a été
rapide, le tissu de réunion sera d'autant moins résistant;
et, connaissant la facilité avec laquelle disparaissent les
exsudats plastiques péritonéaux, une fois le processus
infectieux causal éteint, il est raisonnable de supposer
que sa résorption pourra se produire également. Il y a
donc là un nouvel argument en faveur de la cicatrisation
rapide de la cavité tamponnée.

Les autres accidents en rapport avec l'établissement
du drainage secondaire trouveront place dans le chapitre suivant. Il est un reproche cependant qu'on a fait au
tamponnement à la gaze et que nous devons examiner
immédiatement, c'est son insuffisance comme moyen de
drainage. L'observation ayant démontré combien cette
action était variable, avec quelle facilité elle était supprimée, quelquefois sans cause apparente ; combien enfin
elle était insuffisante pour le pus, nombre d'auteurs sont
allés jusqu'à nier son existence même. On a résumé cette
opinion dans une formule : pour drainer il faut un drain.
A un point de vue, et malgré ce que nous avons dit plus

haut, cette phrase à allure d'axiome est vraie. Si l'exsudation de la poche est purulente, la gaze ne drainant plus
joue le rôle d'un bouchon derrière lequel le pus s'accu-
mule. Il est facile de remédier à cet état de choses : un ou
plusieurs drains sont placés au centre de la gaze et les
actions de ces deux moyens de drainage s'ajoutent. En
même temps que le drain facilite l'écoulement rapide des
liquides qui transsudent jusqu'à lui, il prolonge, pour
ainsi dire, au centre de la gaze le milieu atmosphérique
et agrandit ainsi d'autant la surface d'évaporation et, par
conséquent, d'aspiration.

VOIES DE DRAINAGE

Quelle est donc la voie la meilleure pour drainer le pelvis de la femme ? Il semble, au premier coup d'œil, à examiner l'ensemble de cette question sans entrer dans le détail des controverses qu'elle a fait surgir, que rien ne soit plus simple que d'y répondre.

Voilà une cavité dont la forme générale peut être comparée à un entonnoir à grand diamètre tourné en haut. Au fond de cet entonnoir aboutit un conduit naturel qui en représente la partie rétrécie ; mais, les deux cavités ne communiquent pas : une lame mince et souple les sépare. Des liquides sont accumulés dans la cavité supérieure dont ils occupent le fond ; il est, de toute nécessité, de les évacuer le plus rapidement et le plus complètement possible ; quoi de plus simple que d'effondrer cette cloison qui ferme le fond de l'entonnoir et de faire ainsi communiquer les deux conduits qui, du même coup, vont se vider le plus simplement du monde. C'est la solution qui semble logique : ce n'est pas celle qui est généralement adoptée. Des conditions physiologiques, physiques mêmes, ont été invoquées, par lesquelles il a été prouvé, à l'encontre de tout ce qui paraissait vraisemblable, que la prudence exige de faire remonter le long des parois les liquides accumulés dans le fond pour les amener à l'extérieur. L'ouverture du cul-de-sac postérieur draine mal le Dou-

glas ; elle ne le draine même pas du tout ; on ne s'y atten-
dait guère. Le vagin est un cloaque infect auquel il ne faut
toucher sous aucun prétexte, sous peine des accidents les
plus graves (1). Les conséquences d'une colpotomie après
laparotomie ont une importance qu'on ne peut passer
sous silence, bien supérieure à la réunion imparfaite de
la plaie abdominale et à toutes ses suites. Là encore,
l'étude attentive des faits venait démontrer la fausseté
d'un premier jugement ; l'impression première n'avait pas
tenu assez compte des détails.

Eh bien, non. La logique simpliste, malgré tout, a son
fond de vérité. Les inconvénients et les dangers de la voie
vaginale, et, nous ne sommes pas seuls à le penser, ont
été exagérés au profit de la voie sus-pubienne dont les
défauts ne sont pas suffisamment mis en lumière. On peut
en appeler de la condamnation radicale de la voie basse
et il est inutile de chercher de nouveaux arguments :
les faits déjà acumulés parlent assez d'eux-mêmes.

Nous ne rappellerons pas les conditions anatomiques
qui font du cul-de-sac péritonéal rétro-utérin le point
déclive de la cavité pelvienne. Le fait est trop connu ;
tous les ouvrages prouvent, à l'envi, que le Douglas est
un bas-fond dans lequel vont naturellement et d'emblée
s'accumuler les liquides épanchés, non seulement dans la
cavité pelvienne, mais, si la séreuse est saine, en un

(1) Les partisans de l'hystérectomie vaginale trouvent, en
effet, que le vagin est très facile à nettoyer, quand ils veu-
lent intervenir de ce côté. Par contre, il devient un affreux
cloaque impossible à aseptiser, dès qu'on leur dit qu'on peut
attaquer par le ventre les affections utérines. (Pantaloni,
Arch. prov. chir., 1897, p. 100.)

point quelconque, de sa surface. Le cül-de-sac, séparé de la peau par toute la hauteur de la cloison recto-vaginale a une paroi bien plus mince en arrière et en avant. En arrière, le côlon pelvien et la partie supérieure du rectum bombent dans sa cavité ; plus ou moins, selon leur état de réplétion ; au point de l'effacer complètement quand ils sont distendus. En avant, une cloison analogue l'isole du conduit vaginal dont le cul-de-sac postérieur est tapissé par la séreuse sur une hauteur de près de 2 centimètres (15 à 20 millimètres, Testut ; 12 à 15 millimètres, Rieffel Sappey). L'épaisseur des parties molles qui le sépare de la cavité vaginale n'est représentée que par cette paroi.

Nous ne dirons rien de la voie qui suit le rectum pour arriver sur ce bas-fond. Ce n'est pas qu'elle n'ait jamais été utilisée. A. Ouin, dans une thèse écrite sous l'inspiration du professeur Jaboulay, en a précisé les indications ; mais elles sont rares chez la femme dont le vagin est un chemin tout prêt et plus facilement utilisable ; elles ne sont que la conséquence des exceptionnelles contre-indications de cette voie vaginale. Nous n'insisterons pas davantage sur la voie para-sacrée dont le même chirurgien a montré les avantages.

Généralement, quand on oppose la voie basse à la voie haute, tant au point de vue opération qu'au point de vue du drainage, c'est de la voie vaginale dont il est question. Quels sont donc les dangers de cette voie vaginale tant décriée et tant prônée ; et, si dangers il y a, peut-on les éviter ?

Nous ne saurions rappeler tous les travaux auxquels cette importante question a donné lieu ; ils sont dispersés dans la littérature médicale qui traite de la thérapeutique des affections pelviennes ; nous avons cité, dans l'index bibliographique ceux que nous avons consultés. D'Herbécourt, dans une thèse très documentée, a étudié les conditions mécaniques et physiologiques du drainage par le vagin des collections pelviennes ; son travail sera consulté avec fruit.

Empruntant le vagin pour atteindre le péritoine pelvien, l'opérateur a le choix entre différentes incisions. Il peut passer en avant du col et, décollant le bas-fond vésical, ouvrir le cul-de-sac vésico-utérin ; employer le cul-de-sac postérieur qui lui donne accès dans le Douglas ; se servir de la voie latérale ; ou enfin utiliser le large orifice que laisse la désinsertion vaginale dans l'hystérectomie totale. La voie latérale est peu employée ; ses indications en sont rares ; la voie précervicale n'est utile que dans des cas très spéciaux de collections préutérines impossibles à drainer par un autre point. La brèche de l'hystérectomie totale et la voie rétro-cervicale, au contraire, la dernière surtout, ont des indications bien plus fréquentes et une importance tout autre.

L'espace que peut donner une incision du cul-de-sac postérieur nous importe peu ; il n'est utile à connaître que pour le chirurgien qui veut l'utiliser en vue de manœuvres opératoires. D'Herbécourt a trouvé que ses dimensions maxima dans les plans sagital et transversal ne dépassent pas 5 centimètres. Une chose nous intéresse davantage : c'est que cette incision faite par le vagin n'atteint pas le point infime du Douglas. Il reste au-dessous d'elle, un cul-de-sac, de faible importance, il est vrai, mais indrainable par cette voie. Sa profondeur et la quantité de liquides qui peuvent s'y loger varient avec la

position du sujet et l'état de réplétion du rectum ; en outre, une pression exercée par le vagin peut l'évacuer complètement : si bien que, pratiquement, les liquides qui y
seraient retenus peuvent être considérés comme quantité
négligeable ; c'est ce qui ressort des observations de la
thèse précitée, de celles si nombreuses dans lesquelles la
colpotomie a été utilisée, des nôtres propres.

Au point de vue de la pratique courante, il est donc
possible de dire que la colpotomie postérieure ouvre le
point déclive du pelvis ; si donc les liquides que cette incision amène ainsi dans le vagin peuvent facilement gagner
l'extérieur, il ne sera pas exact de dire qu'elle le draine
mal. Or, ce fait même a été contesté ; on a dit que le courant que l'on supposait aller du pelvis à la vulve pouvait
ne pas exister, qu'il pouvait même se former en courant
contraire, et il est inutile d'insister sur les conséquences
néfastes de ce fait. Nous n'avons pas fait, sur ce point,
d'expériences spéciales, mais tous les faits cliniques parlent contre eux (1). Nous avons toujours vu une colpotomie postérieure vider complètement le Douglas sans qu'à
aucun pansement nous ayions trouvé de rétention. Il nous
est arrivé quelquefois dans le cours des pansements
vaginaux des malades de nos observations, de constater
l'existence du cul-de-sac dont nous parlons au début de
ce paragraphe ; une pression légère au niveau du bas-
fond vaginal suffisait à le vider par l'incision rétro-cervicale et, après quelques pansements, ce diverticule dispa-

(1) Je n'hésite pas... à affirmer que jamais je n'ai vu un cas
de ce qu'on pourrait appeler une infection ascendante du vagin
au péritoine. (Routier, Société de chirur., Paris, 28 juillet 1897.)

raissait. Mais jamais le cours général des sérosités ne s'est arrêté. Il était facile de s'en rendre compte dans une surveillance de toutes les heures que nécessitait, pendant les premiers jours, le changement des compresses vaginales constamment souillées par elles. Il suffit au contraire de parcourir les observations de colpotomie pour voir combien cette incision est efficace pour évacuer le Douglas. Si l'on a affaire à une collection unique, et que l'incision soit faite en bon lieu, c'est-à-dire au point déclive, le drainage parfait est la règle.

Un autre reproche que l'on fait à la colpotomie postérieure, c'est la situation même de l'incision qui rend difficile les manœuvres ultérieures. C'est l'argument général contre la voie vaginale; on y a répondu. Mais, pour nous, qu'importe la facilité d'accès du fond du vagin ; une fois le drainage établi, et, nous verrons que ce n'est pas une difficulté opératoire, une simple surveillance suffit.

Il en est tout autrement de la dernière accusation que les partisans du drainage sus-pubien portent contre la voie vaginale : son importance est capitale et, si elle était justifiée, suffirait à la faire abandonner complètement. Le vagin est une cavité septique au premier chef, impossible à nettoyer chirurgicalement, l'utiliser à un moment quelconque, c'est s'exposer aux pires accidents ; il faut n'y toucher qu'avec les plus grandes précautions, pendant une laparotomie s'entend ; le plus sûr est de ne l'ouvrir jamais. Cela condamne toutes les manœuvres abdomino-vaginales au cours d'une laparotomie, mais cela condamne aussi le drainage péritonéo-vaginal. Une distinction s'impose.

Que la vulve et le conduit vaginal aient une flore mi-

crobienne riche dans tous les cas, et surtout quand les
lésions des organes génitaux internes commandent une
laparotomie, cela est exact et surabondamment démontré. Qu'il soit impossible d'en obtenir un nettoyage suf-
sant au point de vue chirurgical et de maintenir cet état
de propreté, cela est moins vrai, au moins pratiquement.
Toute la chirurgie vaginale le prouve. Les partisans de la
voie basse, colpotomistes, hystérectomistes, l'ont successivement utilisée pour toutes les interventions que la thérapeutique gynécologique de la fin du xix° siècle a dirigées
contre les affections pelviennes ; il n'en est pour ainsi dire
aucune pour laquelle elle n'ait été employée. Dans ces
tentatives chirurgicales, les difficultés et les succès se ré-
partissent inégalement ; mais un fait les domine et les
relie en en faisant comme la caractéristique de ces interventions. Quand l'acte chirurgical bien mené s'est terminé sans lésion anatomique des organes voisins et que
l'indication a été remplie d'une façon complète, c'est
l'innocuité, la bénignité des suites opératoires, la rapidité
de la guérison. Et, cependant, les manœuvres sont quelquefois longues, pénibles, pendant lesquelles les contacts
ne manquent pas entre le péritoine et les doigts de l'opérateur, les instruments qui, pour arriver jusqu'à lui,
n'ont pas le loisir d'éviter ces attouchements redoutés
de la vulve et du vagin. Malgré cela, c'est l'absence de
réaction du côté de la séreuse, la marche normale vers
la guérison, sans crainte d'accidents infectieux, qui est
la règle générale. Même, si par un accroc fâcheux, la
vessie ou le rectum ont été intéressés, ces déchirures que,
par suite de la profondeur et du peu d'étendue du champ
opératoire, il est si difficile de traiter immédiatement,

d'une façon convenable, n'entraînent pas les conséquences désastreuses qu'on serait en droit d'en attendre ;
bien plus, leur guérison spontanée est le fait normal, les
exemples en sont nombreux.

Combien de fois, les culs-de-sac ont-ils été incisés pour
vider une collection de nature quelconque, siégeant dans
le Douglas ; on a utilisé la colpotomie pour ouvrir des
poches d'annexites suppurées ou de pelvipéritonite,
pour des abcès d'origine appendiculaire, et leur guérison
si le drainage en était bien assuré n'est pas pour nous
étonner ; mais, la même thérapeutique a été employée
pour des hydro-salpinx, pour des kystes du ligament
large, et bien plus souvent pour des hématocèles. Il semble que, si la septicité du vagin devait être l'origine d'accidents infectieux dans les cavités mises opératoirement
en communication avec lui, ce devait bien être dans ce
dernier cas où tout est généralement réuni pour les favoriser ; vaste poche à recoins, dont le contenu incomplètement évacué forme un milieu de culture idéal. Ce n'est
cependant pas ce qui a été observé. Si la poche est bien
vidée et qu'une hémorragie ne soit pas venue troubler
l'évolution de la cavité ainsi ouverte, la guérison survient
après une période variable de suppuration légère, période
généralement très courte. Les accidents infectieux dans
ces cas éminemment favorables à leur développement
sont la rare exception ; le motif qui fait alors abandonner
la voie vaginale est bien différent ; il est d'ordre purement
opératoire : c'est le danger hémorragique.

Et que dire de l'innombrable série des hystérectomies
pour lésions néoplasiques ou inflammatoires, dans lesquelles les accidents infectieux ont été si rares que, bien

souvent, elles n'ont tiré leur indication que de la nécessité
de les combattre. Ne sont-elles pas la preuve qu'une ouverture vaginale, aussi large soit-elle, loin d'être l'origine
d'accidents quelconques du côté du péritoine pelvien,
constitue une des armes les plus puissantes dont nous
disposions pour lutter contre les inflammations qui en sont
le siège par la suppression de la bonde pelvienne, établissant un drainage parfait autant que physiologique, première des conditions de leur guérison rapide et complète.
Nier l'efficacité de l'hystérectomie ou de la colpotomie
dans ces cas, ce serait refuser toute valeur à l'innombrable série de faits qu'ont accumulés les partisans de la
voie basse. Il vaut mieux chercher la cause de cette bénignité opératoire plutôt que de la contester ; elle nous
semble dépendre de deux faits. En premier lieu, la septicité du vagin, et l'impossibilité matérielle de son nettoyage ont été exagérées ; nous ne parlons pas d'asepsie
de laboratoire dont nous n'avons que faire, mais d'un
degré d'asepsie pratiquement suffisant pour permettre
l'acte chirurgical sans le rendre nocif. Que nous importe
qu'il reste des microorganismes dans notre champ opératoire, si leur présence ne gêne pas la marche vers la
guérison ; et, c'est ce qui se passe en réalité. En second
lieu, le drainage établi dans des conditions parfaites est,
à lui seul, un moyen plus sûr pour lutter contre l'infection
que tous ceux dont nous disposons. Nous n'avons garde
de dire que son importance passe avant celle de l'asepsie ;
mais, à degré égal de contamination, il y aura une différence énorme entre une région bien drainée et une autre
qui le sera mal. Nous avons une confiance absolue dans
l'efficacité de ce moyen thérapeutique, et nous en trou-

vons un nouveau motif dans l'histoire des affections pelviennes (1).

Il nous semble donc que, au point de vue pratique, on
doive tenir peu de compte de ce grave reproche adressé
à la voie vaginale. Mais, là encore, une distinction s'impose. Tout autre sera la gravité de l'ouverture vaginale
pendant l'intervention, quand le péritoine, largement
exposé, rend facile sa contamination sur une large surface, et tout autre dans les suites opératoires alors que
la séreuse bien protégée, le drainage ne s'adresse plus
qu'à une cavité pratiquement située en dehors d'elle. Le
danger, quantité négligeable dans ce dernier cas, peut
devenir très grand dans le premier : c'est ce qu'il importe
de préciser. Cela condamne autant que possible les manœuvres abdomino-vaginales que le but de l'opérateur
sera toujours de réduire à leur minimum. Nous verrons
comment il est possible de remplir ces désidérata dans
l'établissement du drainage.

Au résumé, la voie vaginale nous paraît la voie idéale
du drainage du petit bassin. Les reproches qu'on lui a
adressés n'ont, au fond, qu'une valeur secondaire et ne

(1) L'infection vaginale doit encore être envisagée à un
autre point de vue : la septicité des liquides auxquels on ouvre une voie dans le vagin peut être telle qu'elle devienne l'origine de graves troubles de voisinage : infection utérine et
annexielle ascendante consécutive à l'ouverture dans le cul-de-
sac postérieur d'une collection appendiculaire, etc. Dans nos
cas ce danger a peu d'importance : les liquides amenés dans
le vagin ont rarement une nocivité pareille ; et, d'autre part,
le plus souvent, les organes génitaux internes ont disparu du
fait de l'intervention.

sont pas suffisants pour la faire abandonner. Voyons si les avantages de la voie sus-pubienne sont tels, qu'elle doive quand même lui être préférée.

L'orifice abdominal par où se fera le drainage, quand on utilise cette voie, est représenté par la partie inférieure de l'incision de la paroi, laissée ouverte pour permettre le passage des mèches de gaze ou des tubes qui en assurent le fonctionnement ; les trois plans, séreuse, muscle et aponévrose et peau qui constituent anatomiquement cette paroi entrent dans la constitution de ses lèvres. Sur tout le reste de l'incision, une suture les a accolées, et la limite inférieure de cette suture ferme en haut l'orifice dont l'extrémité inférieure est déterminée par le bord supérieur de la symphyse. Le point cutané où il s'ouvre est à la limite supérieure du pénil, généralement sur la bordure des poils. Nous verrons que les suites du drainage établi par cette voie dépendent en grande partie de ces dispositions anatomiques ; elles dépendent également de la situation de l'orifice par rapport à la cavité qu'il est destiné à drainer ; chez la malade dans le décubitus dorsal, position qu'elle gardera tant que la guérison de la plaie abdominale ne sera pas parfaite, il en représente le point le plus élevé : il est bon de le faire remarquer immédiatement, l'ouverture dans le drainage exclusivement abdominal, est faite au plafond. Les conséquences s'en prévoient facilement.

Néanmoins, les avantages qu'offre cette manière de faire ont assez de valeur. Les régions que traversent les objets de drainage font partie du champ opératoire ; il a été facile de les aseptiser ; on peut être aussi sûr de leur propreté que de celle de tout le reste du champ. Et, cela n'est pas sans importance : si les gaz et les drains sont stériles, on peut réaliser ainsi les conditions d'une asepsie parfaite.

La situation de l'orifice donne toute facilité pour disposer le tampon et en surveiller le fonctionnement. Cet avantage sera encore plus précieux le jour où il faudra le supprimer. Il est inutile de rappeler les difficultés auxquelles donne lieu l'ablation d'un Mickulicz ; on comprendra facilement qu'il ne soit pas indifférent d'avoir alors toutes les facilités d'action pour mener à bien une manœuvre trop souvent délicate. Ce sont là des avantages qu'on aurait tort de dédaigner, mais qui constituent tout le bilan de la voie sus-pubienne.

Le Mickulicz est enlevé : il est nécessaire d'assurer encore pendant quelques jours le drainage de la poche par un tube aussi petit soit-il ; aussitôt, tous les inconvénients d'une ouverture mal placée vont se faire sentir. Ce drainage secondaire de la poche laissée par le Mickulicz va être l'origine de presque tous les accidents qu'on lui reproche.

La filiation est généralement la suivante : la position déclive des liquides à évacuer entraîne la stagnance et, celle-ci, bientôt, l'infection secondaire, d'où la source des maux qui font si souvent des suites d'un drainage un long martyre pour la femme : infection de la suture abdominale souillée par les liquides drainés : fistulisation, éventration.

Infection secondaire de la poche d'abord; sa fréquence en est malheureusement bien grande, et il est difficile le plus souvent de l'éviter. Autant il a été simple au moment de l'établissement du drainage d'obtenir une asepsie parfaite, autant il est difficile ensuite de la maintenir. L'orifice bas situé sur un des bords du pansement est d'une protection difficile à réaliser malgré tous les soins ; et, cela n'est pas moins grave que le voisinage du pubis dont les poils commencent bientôt à repousser. Si bien que, conserver à cette région la propreté chirurgicale du début, au delà de quatre à six jours, est chose presque impossible pratiquement, surtout quand un écoulement abondant exige des pansements fréquents. Ces conditions, aidées, nous y revenons, par la ponction antiphysiologique de l'orifice de drainage, grâce à laquelle l'évacuation ne se fait que par regorgement, entraîne presque fatalement au bout de quelques jours, une infection, le plus souvent légère, du trajet qui se traduit par une accentuation de la purulence et une augmentation de la quantité des liquides drainés. La plus minutieuse surveillance est alors nécessaire ; encore est-elle parfois insuffisante à prévenir les accidents qui sont la conséquence naturelle de cet état de choses.

Le premier en date et l'un des plus ennuyeux est la propagation du processus de suppuration à la suture de la paroi. La réunion semblait parfaite, et l'on voit les bords s'ulcérer et se désunir ; le catgut ou les soies qui semblaient bien tolérées vont successivement s'infecter et s'éliminer. Cela se limite, le plus souvent, à la partie inférieure, immédiatement au contact de l'orifice de drainage et la réunion de la peau seule est compromise ; mais il arrive malheureusement quelquefois que la désunion s'étend plus loin, parfois sur toute la hauteur de l'incision, et les conséquences en sont déplorables. Nous en avons vu plusieurs exemples qu'il nous serait facile de citer. Généralement, il ne s'ensuit qu'un simple retard dans la

guérison ; mais, il existe des cas, où la réunion secondaire mal faite est la cause d'une éventration.

Ces cas, heureusement, sont rares ; ce qui est bien plus
fréquent, c'est la fistulisation du trajet. Il est nécessaire,
à ce sujet, de distinguer ce que l'on pourrait appeler les
fistulisations passagères par rapport aux fistules dont la
durée se prolonge au delà de trois à quatre mois. Dans
les premiers cas, la sécrétion assez abondante qui
s'écoule par l'orifice fistuleux est le produit des parois de
la poche incomplètement rétractée ; mais son occlusion,
quoique lente, se poursuit régulièrement et, dans un temps
relativement court, elle sera complète ; la fistule se tarira
d'elle-même. Si l'écoulement se prolonge, c'est qu'une
cause autre que le processus normal de guérison en est
l'origine ; le plus souvent une soie de ligature, et la cicatrisation ne sera obtenue que par son élimination. Ces
cas deviennent de plus en plus rares avec les ligatures
immédiates des vaisseaux et l'emploi de fils résorbables.
La fistulisation n'est donc, en règle générale, qu'un accident passager ; elle n'aurait qu'une importance passa-
gère, si elle ne devenait la cause directe d'une autre complication autrement grave : l'éventration.

Ce n'est plus ici la large et grave éventration, suite
d'une désunion étendue de la paroi dont nous parlions
tantôt ; mais de ce manque de réunion des plans profonds
qui se produit presque constamment au point où a passé
le Mickulicz. La cicatrisation s'est faite lentement, par
bourgeonnement après un stade variable de fistulation et
la conséquence est l'absence de réunion des plans muscu-
lo-aponévrotiques ; leurs bords, plus ou moins écartés
forment comme une boutonnière au niveau de laquelle

la peau est directement en contact avec la séreuse. L'insuffisance de la paroi qui en résulte ne donne souvent lieu à aucun accident ; mais elle peut être l'origine de troubles graves (douleurs, phénomènes digestifs, occlusions, etc.) qui en font une véritable infirmité. Il serait du plus grand intérêt d'éviter cet état de choses en obtenant une réunion aussi parfaite à ce niveau que sur le reste de l'incision ; c'est le but que visent les fils d'attente proposés par quelques chirurgiens, entre autres Laroyenne. Malheureusement, ces tentatives de suture secondaire sont condamnées d'avance ; pour qu'elles puissent être suivies de succès, il serait nécessaire que la ligne de réunion soit mise au repos complet, condition impossible à réaliser avec un drainage purement abdominal. Dans la majorité des cas, au moment où le rapprochement secondaire aurait chance de tenir, l'écoulement des sérosités est encore trop considérable pour permettre la suppression du drain ; elles se feraient, d'ailleurs, malgré cette ablation, leur chemin vers la peau, entravant le travail de réparation. Plus tard, il sera trop tard pour que la réunion se fasse avec la solidité nécessaire.

Enfin, l'évolution change quelquefois et brusquement elle-même de marche ; il y avait, malgré le drain sus-pubien, un peu de rétention ; tout d'un coup, une brusque irruption de liquide se fait par le vagin ; ce que n'a pas fait le chirurgien se produit malgré lui ; le drainage s'établit de lui-même au point déclive, le plus souvent à travers le moignon cervical. A partir de ce moment, l'état se modifie, la température tombe et la guérison arrive. Ces faits sont fréquents ; nous en connaissons plusieurs exemples,

La conclusion qui ressort de ces considérations est la suivante : excellente et supérieure à la voie vaginale pour le placement du tamponnement à la gaze, la voie sus-pubienne l'est encore pour la surveillance des premiers jours et l'ablation du tampon. Ses inconvénients ne commencent qu'après cette ablation; ils sont tels cependant que nous n'hésiterons pas à préférer la voie basse s'il était nécessaire d'opter pour l'une ou l'autre. Nous n'oublions pas la position idéale qu'offre alors l'orifice, drainant au point déclive dans des conditions réellement physiologiques et physiques et amenant une guérison aussi simple que rapide, présentant, en outre, cet inappréciable avantage de permettre une réunion parfaite de la plaie abdominale, d'éviter, par conséquent, tous ces accidents qui font le danger du Mickulicz. Cette voie n'a qu'un inconvénient : rendre si difficile le placement et surtout l'ablation du tampon qu'il faut presque renoncer à l'utiliser avec cet excellent moyen de traitement.

Nous basant sur ces considérations, nous pouvons semble-t-il dire : 1° le tamponnement devra être fait de préférence par la voie abdominale ; 2° le drainage consécutif le sera par la voie vaginale. C'est la combinaison de ces deux temps, tamponnement abdominal et drainage vaginal qui fait la caractéristique du procédé dont nous allons exposer la technique.

DE QUELQUES PROCÉDÉS DE DRAINAGE

Après ce que nous venons de voir, il nous semble intéressant d'examiner successivement la pratique de quelques chirurgiens ; nous verrons mieux ainsi comment
sont envisagées les indications et comment utilisés les
moyens dont nous disposons pour les remplir.

Nous constaterons d'abord que la pratique de la péritonéoplastie fait tous les jours des progrès : tout le monde
s'y est rallié, et ceux qui l'emploient sont unanimes à
vanter les avantages très appréciables qu'elle est capable
de donner. Le cloisonnement du bassin qui en est le terme
le plus évolué trouve, de jour en jour, plus de défenseurs,
soit qu'ils utilisent le lambeau vésico-utérin attiré vers le
rectum et la paroi postérieure du bassin, soit qu'ils se
servent du côlon pelvien et de son méso étalés horizonta-
lement et suturés à la partie antérieure du détroit supérieur. Malgré cela, nombreux sont les chirurgiens qui
drainent dans ces cas, presque tous pourrait-on dire,
puisque le cloisonnement ne s'adresse qu'à des cas graves
où il est nécessaire d'exclure du péritoine le bas-fond du
pelvis. Mais ils le font de façon différente. La plupart,
avec Quénu, Terrier, etc., emploient un drainage exclusivement abdominal, fait avec de simples tubes. Ils ont

reconnu à la gaze plus d'inconvénients que d'avanlages
et les tubes ne sont, paraît-il, pas aussi insuffisants que
le voulait Delbet. Cette idée tend à s'étendre chaque jour
davantage; il nous semble qu'on exagère les inconvénients
de la gaze, sans tenir assez compte de la puissance et de
l'efficacité de son action. Les idées de Mickulicz et de Delbet, ainsi que nous l'avons dit plus haut, nous semblent
encore vraies en grande partie.

Par l'abdomen, ces chirurgiens drainent donc et la
cavité péritonéale et le Douglas exclus de la séreuse par le
diaphragme péritonéal (1). Cette pratique nous paraît assez
anormale. Pourquoi faire remonter à travers la séreuse
saine des liquides qu'on a jugé nocifs au point d'extério-
riser la région dont ils proviennent. Il semble que celle
manière de faire ne soit pas étrangère à certains accidenls
arrivés aux malades chez lesquels elle a été employée. Et
Delage dit, dans sa thèse, qu'il semble logique, dans ces
cas, d'utiliser une ouverture vaginale soit faite par effondrement du Douglas, soit celle résultant d'un hystérecto-

(1) « Généralement, à la péritonisation, M. Quénu adjoint le
drainage abdominal, qui constitue comme une soupape de sû-
reté contre l'infection et l'hémorragie. Quant au drainage vaginal des espaces pelviens sous-séreux, il le croit inutile dans
la grande majorité des cas, et y a renoncé. Il pense que si
les liquides s'accumulaient dans ces espaces, ils filtreraient
facilement à travers la suture péritonéale et seraient recueillis
par le drain abdominal. »

Et en note : « Nous n'avons jamais vu dans le service de
M. Quénu d'accidents pouvant être attribués à la rétention
de liquides septiques au-dessous du diaphragme vésico-sig-
moïde. » (Judet, th. **Paris**, 1901-1902.)

mie totale. Ainsi font un certain nombre de partisans du cloisonnement ; cette conduite est logique et doit donner d'excellents résultats.

Parmi les procédés de drainage à signaler, citons d'abord celui de Delagénière. Delagénière draine quelquefois par le vagin, mais il utilise plus volontiers et plus fréquemment la voie abdominale : ce n'est presque que la main forcée qu'il passe par en bas, généralement alors après une hytérectomie totale.

Le drain qu'il emploie consiste essentiellement en un tube métallique servant de chemise à une mèche servant à faire de l'aspiration capillaire ; c'est la disposition de la mèche de la lampe à alcool. Il enlève le tout du premier au deuxième jour avec la plus grande facilité, et cette ablation ne laisse qu'un orifice minime vite cicatrisé. Nous comprenons mal la raison de cette combinaison ; elle nous semble avoir les inconvénients du drain rigide sans présenter les avantages de la gaze : la mèche gonflée par imbibition doit s'étrangler dans le tube et se trouver dans les meilleures conditions pour mal drainer. Quant aux avantages de la petitesse de l'orifice et de la facilité d'extraction, ils nous semblent secondaires et minimes.

Le Mickulicz simple, accompagné d'un tube central et suivi pendant quelques jours d'un drainage avec un drain souple a encore de nombreux partisans. On s'efforce alors d'éviter les inconvénients que nous avons signalés, en particulier la fistulisation et l'éventration. La suture secondaire de Laroyenne vise à ce but ; nous avons dit pourquoi les résultats en étaient généralement mauvais.

Dans tous ces procédés, utilisant uniquement la voie sus-pubienne, que les tubes soient au centre de la gaze ou qu'ils aient été employés seuls, l'aspiration est nécessaire ; c'est encore là une cause de contamination.

La voie vaginale a également des partisans très nombreux. On peut classer la manière de faire des chirurgiens qui l'emploient de la façon suivante :

1° Après une hystérectomie totale, la brèche vaginale est utilisée :

Pour drainer l'espace sous-péritonéal des ligaments larges, le péritoine étant complètement fermé par dessus.

Pour drainer en même temps les espaces sous-séreux et la cavité péritonéale elle-même, les bords des lambeaux péritonéaux étant ou non fixés aux lèvres de l'ouverture vaginale.

Dans ce dernier cas, le drainage est établi pendant l'intervention au moyen de gazes simples ou associées à des tubes. Dans le premier, le placement du drainage de l'espace sous-séreux peut se faire par l'abdomen, le péritoine étant ensuite suturé par-dessus la gaze; ou la mèche n'est introduite qu'ensuite par le vagin, alors que la paroi abdominale a été fermée, selon une manière de M. Goullioud (1).

Ce drainage vaginal peut être ou non accompagné d'un drain abdominal.

2° Quand le vagin n'a pas été largement ouvert par une hystérectomie totale, le passage du drain nécessite la perforation d'un cul-de-sac. Généralement, c'est le pos-

----

(1) Le pansement abdominal terminé, je draine l'espace cruenté laissé sous le surjet péritonéal, en y introduisant par le vagin une mèche de gaze iodoformée. (Goullioud, Hystérectomie abdominale totale pour fibromes, *Arch. prov. chir.*, 1897.)

térieur qui est effondré ; cet effondrement peut se faire de haut en bas par le ventre, au moyen des ciseaux, du bistouri ou par la pression d'une pince ; ou de bas en haut après terminaison de la laparotomie, selon une autre manière de M. Goullioud : la pointe des mèches de gaze est conduite dans le fond du Douglas, puis le reste est tassé au-dessus, selon les besoins ; la paroi entièrement fermée, l'opérateur, dans un temps vaginal incise le cul-de-sac postérieur pour aller saisir le bout de la gaze et l'attirer dans le vagin. On a constitué ainsi un véritable Mickulicz vaginal (1).

Il est intéressant de rapprocher de ce procédé une manière de faire de Fochier ; après hystérectomie totale, un véritable Mickulicz, avec sac et gazes centrales, est disposé dans le bas-fond du petit bassin ; son extrémité sort par le vagin au lieu d'être amenée au dehors à travers la paroi abdominale.

Ces procédés doivent donner d'excellents résultats : nous ne craindrions qu'une chose : les difficultés de l'ablation du tampon ; dans certaines observations des thèses précitées, elle a nécessité l'anesthésie.

Citons encore un procédé de M. A. Pollosson. décrit dans la thèse de Carle : Le sac du Mickulicz a la forme d'un cornet dont le sommet est attiré dans le vagin et dont la base sort à travers la paroi abdominale avec le haut des autres mèches qu'on a tassées dans son intérieur. C'est toujours l'idée d'une ouverture vaginale permettant l'écoulement des liquides retenus dans le Douglas.

(1) Perrier, thèse Lyon, 1900-1901.

Enfin, on n'est même pas obligé de faire d'orifice nouveau quand on a respecté le col par une subtotale ; Richelot
a employé, toujours dans le même but, un drain passant
à travers le museau de tanche dans ce qui reste du canal
cervical. C'est suivre la voie que prennent parfois d'eux·
mêmes les liquides qu'on n'a pas pris la précaution de
drainer. Mais ce chemin n'est pas commode ; le drain
sera serré et fonctionnera mal ; son placement est difficile ; et il vaut encore mieux supprimer fonctionnellement
ce moignon de col en le suturant plutôt que de le laisser
béant. L'ouverture du cul-de-sac n'est pas plus dangereuse et s'oblitère mieux par la suite.

Toutes ces manières de faire sont combinées par les
chirurgiens, si bien que chacun a sa manière qu'il modifie à son gré, suivant les circonstances.

TECHNIQUE

D'après ce que nous avons vu jusqu'ici et sans insister
de nouveau sur ce qui a été exposé, nous pouvons dire :

1° Que dans le drainage de la cavité péritonéale le tamponnement à la gaze, selon la méthode de Mickulicz ou
avec de simples mèches, est un temps préliminaire es-
sentiel au drainage avec les tubes ; qu'il remplit lui-même
un rôle important de drainage, actif, a-t-on pu dire, mais
pendant un temps limité de deux à quatre jours au maximum ; qu'il est préférable de faire de ce tamponnement
un temps entièrement abdominal.

2° Que le drainage vaginal est la conséquence indispensable de tout Mickulicz abdominal ; qu'il est non
moins utile dans tous les cas où, par un procédé quelconque, on a extrapéritonéalisé le bas-fond du pelvis ou
créé à la suite de l'extirpation d'une tumeur de ce bas-
fond une cavité sous-séreuse de quelque importance ;
que, dans tous les cas, il doit être fait au moyen de tubes
souples.

C'est sur ces données qu'est basée la technique que
nous allons exposer. Nous envisagerons d'abord le cas
le plus complexe; les modifications que nécessiteront les
cas plus simples en découleront naturellement.

Nous nous supposons en présence d'une suppuration

compliquée du petit bassin d'origine annexielle, où l'histoire de la malade et l'examen direct ont montré qu'il faudra en venir à une hystérectomie et que le drainage sera probablement nécessaire.

La malade qui a été préparée les jours précédents comme d'habitude est anesthésiée et portée sur la table d'intervention. Avant de commencer le nettoyage de l'abdomen, on la place en position gynécologique comme pour une intervention vaginale et un aide procède à une désinfection soignée de la vulve et du vagin. Les mêmes précautions sont prises que pour une intervention par la voie basse, de façon à obtenir une asepsie aussi complète que possible. Nous attachons une certaine importance à cette préparation, qu'il est d'ailleurs toujours bon de faire avant toutes les interventions par voie abdominale. La désinfection terminée, le même aide place l'attelle vaginale, sur laquelle nous reviendrons dans un moment, et qui a été stérilisée avec les autres instruments ; une gaze stérile obstrue l'orifice vulvaire et entoure la poignée de l'attelle. La femme est remise en position dorsale et l'aide passe au nettoyage de l'abdomen.

L'intervention menée à l'ordinaire s'est terminée par une hystérectomie subtotale et le drainage a été décidé. Le petit bassin est paré aussi bien que possible ; les lambeaux péritonéaux qu'on a pu conserver, ramenés, étalés et fixés par quelques points au catgut ; le col, évidé ou non, est suturé ou laissé intact. L'établissement du drainage comprend les deux temps suivants :

Premier temps : placement des drains vaginaux. — Nous employons couramment de gros tubes en caoutchouc rouge passés à l'autoclave avant l'intervention. Les orifices latéraux sont pratiqués au moment de les utiliser à une de leurs extrémités seulement ; nous en faisons généralement quatre ou six ; il est bon de s'en rappeler le nombre : on pourra ainsi juger facilement plus tard au moment de leur ablation, de la longueur qui reste encore dans la cavité péritonéale. Un seul est le plus souvent suffisant ; cependant, dans certains cas graves où l'on suppose que la guérison nécessitera une suppuration plus ou moins longue et abondante, il sera préférable d'en placer deux en canons de fusil.

Le ou les drains sont pris en même temps dans notre pince spéciale, le col solidement arigné par la main de l'aide ou mieux la main gauche de l'opérateur. Un autre aide de la main droite introduite entre les cuisses de la femme, agissant sur la poignée de l'attelle vaginale, la repousse à fond et la maintient solidement. L'opérateur reconnaît alors facilement la saillie de son anneau inférieur à travers l'épaisseur du cul-de-sac; il applique entre ses deux branches contre et derrière le col la pointe de la pince que d'un coup brusque il enfonce dans le vagin. L'épaisseur des parties molles facilement vaincue, il sent l'extrémité libre dans la cavité vaginale. Abandonnant alors la poignée de l'attelle, l'aide vient coiffer de la pulpe de son index la pointe de l'instrument dont il dirige la descente jusqu'à ce qu'il puisse saisir l'extrémité du drain qu'il attire au dehors.

A ce moment, le drain a donc une portion abdominale percée latéralement et une portion vaginale à parois intactes. Nous laissons à la portion abdominale une longueur suffisante pour que son extrémité arrive à peu près

au niveau de la symphyse. Cette extrémité est répérée
avec un fil de soie qui sortira par la plaie abdominale.

Deuxième temps : placement du Mickulicz abdominal.
— Ce temps diffère légèrement selon que l'on emploie un
Mickulicz typique ou plus simplement des lanières de
gaze. (La gaze dont nous nous servons est de la gaze
apprêtée ordinaire, passée à l'autoclave.) Si l'on se con-
tente de simples mèches, on les place de la façon suivante: une partie est tassée légèrement dans le cul-de-sac
de Douglas, en arrière du drain ; l'autre moitié est dis-
posée en avant, de façon que le tube corresponde au milieu du tampon. Si l'on préfère installer un tamponnement typique à la Mickulicz, rien n'est plus simple que
de pratiquer au fond du sac, à côté du point où s'attache
le fil de soie, un orifice par où passera l'extrémité abdominale du drain. Le sac et les gazes seront ensuite dis-
posés à l'ordinaire, le tube se trouvant toujours au centre
de la gaze. Il sera bon de faire une marque distinctive
pour les deux fils de soie, de façon à ne pas tirer sur celui
qui répère le drain, croyant amener celui qui est fixé à la
gaze.

Le tamponnement soigneusement placé, la fermeture
de l'abdomen est faite à la manière ordinaire. Nous n'insisterons que sur un point : au niveau de l'orifice de sortie
des gazes dans l'angle inférieur de la plaie, nous plaçons
deux fils d'attente ; ces fils chargent, sauf la peau, toute
l'épaisseur de la paroi, y compris le péritoine. Deux en
général sont suffisants ; ils sont laissés flottants de façon
à ne pas gêner lors de l'ablation du Mickulicz

Le pansement, comme après toutes les laparotomies,

est fait avec un simple bandage de corps muni de deux
sous-cuisses bien placés. Nous nous attachons seulement
à lui faire exercer une pression assez énergique en même
temps que bien répartie par une épaisse couche d'ouate.
Cette manière de faire rétablit sans peine pour le malade
la tension intra-abdominale dont le rôle nous paraît si
important dans l'arrêt du suintement sanguin et l'établissement du drainage. Ainsi que nous l'avons déjà dit, il
est presque impossible et il peut être dangereux de tasser
fortement le gaze sur les surfaces suintantes ; abandonné
à lui-même, le tamponnement aurait tôt fait d'ailleurs de se
desserrer si la pression intra-abdominale ne se chargeait
elle-même de le maintenir. C'est ce résultat que produit
le pansement suffisamment serré.

Avant d'emmener la malade, il est encore nécessaire
de faire un pansement vaginal. On la replace en position
gynécologique, deux valves exposent largement la cavité
vaginale qui est soigneusement essuyée avec des tampons
stériles. On y trouve le plus souvent du mucus que l'intervention a exprimé du col et du sang entraîné par le drain
ou qui a suinté entre les lèvres de l'orifice fait par la pince
et provenant du cul-de-sac de Douglas. Une gaze est
mollement chiffonnée autour du tube que l'on coupe un
peu au-dessus de l'orifice vulvaire. Une autre gaze est appliquée sur la vulve et le tout maintenu ou non par un
bandage en T.

Avant de passer à l'examen des suites opératoires,
nous reviendrons un moment sur un des temps de cette
technique : le placement du tube vaginal. Il est fait par
effondrement du cul-de-sac postérieur. Cet effondrement
du Douglas pour le drainage après hystérectomie est

loin d'être une manœuvre nouvelle ; nous avons eu l'occasion de la voir pratiquer souvent et c'est justement
parce que nous nous sommes rendus compte de sa difficulté dans certains cas que nous avons cherché à simpli-
fier ce temps important. Nous nous permettrons donc,
après avoir exposé le manuel opératoire de notre maître,
de dire quelques mots de son instrumentation. Sur ses
indications, nous avons fait construire une pince porte-
drain dont la figure ci-jointe donnera une meilleure idée
qu'une longue description. Elle est suffisamment puissante et son extrémité suffisamment pointue pour passer
au travers du cul-de-sac postérieur sous un effort mo-
déré ; elle n'est pas acérée cependant au point de blesser
le vagin ou la main de l'aide qui va saisir le drain. Les
dimensions de son extrémité créent après son retrait un
orifice suffisant pour qu'un gros tube y joue à l'aise; deux
au besoin peuvent s'y loger. On pourrait craindre que
cette pointe, enfoncée à l'aveugle dans le Douglas, ne
vienne léser gravement le rectum ; il n'en est rien. Grâce
à sa courbure et à sa forme, la pointe qui a accroché les
parties molles derrière le col s'insinue entre elles et lui,
les décollant pour ainsi dire; elle chemine constamment
au contact de cette face postérieure qu'elle n'abandonne
pas et vient apparaître dans le vagin toujours en bonne
place dans le cul-de-sac postérieur, immédiatement derrière le museau de tanche.

Pour cela, il est nécessaire que les parties molles qu'elle
traverse soient maintenues, qu'elles ne fuient pas devant
sa pression. Mais s'il est facile d'ériger le col et de le
maintenir solidement, il n'en est pas de même pour le
vagin qui se laissera entraîner et décoller plutôt que de

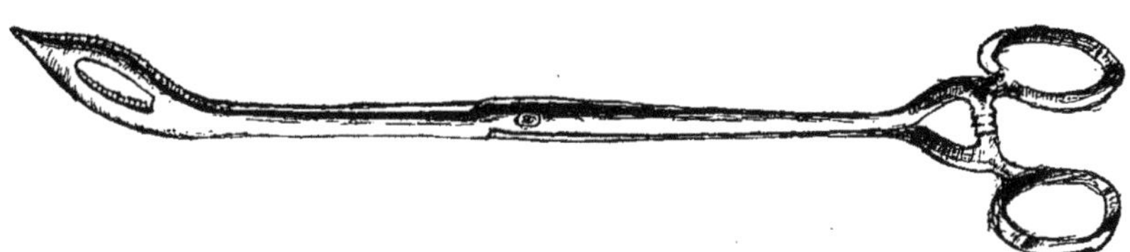

Fig. 1. — Pince porte-drain.

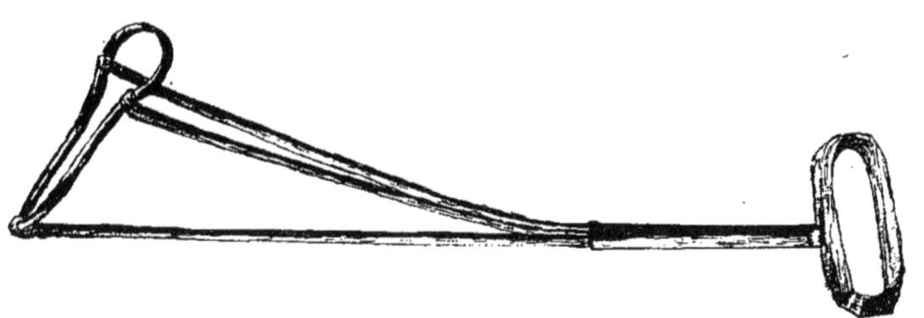

Fig. 2. — Attelle vaginale[1].

(1) Dessins dus à l'obligeance de notre collègue et ami
P. Valette, aide d'anatomie à l'Ecole de médecine.

céder. Il faut que sa paroi soit soutenue du côté opposé
où se fait la pression. Les doigts d'un aide ou les mors
écartés d'une pince mousse assez souvent utilisés, remplissent assez mal cet office. C'est ce qui nous a conduit
à faire confectionner le petit instrument que nous avons
désigné sous le nom d'attelle vaginale (fig. 2). Il est formé
essentiellement par un orifice irrégulièrement arrondi
constitué par la juxtaposition de deux courbes annulaires.
L'anneau supérieur a des dimensions suffisantes (30 ^{mm}
sur 35 ^{mm}) pour embrasser le museau de tanche qui vient
naturellement s'y loger quand on place l'instrument ;
l'anneau inférieur à grandes dimensions verticales va
déplisser, étaler le cul-de-sac postérieur. C'est la partie
essentielle qui délimitera mathématiquement le point où
se fera l'orifice. Le tout est porté par trois tiges formant
trépied ; l'inférieure, la plus longue, se termine par une
poignée dont la direction suffit à indiquer la position
générale de l'instrument. Le plan de l'orifice postérieur
forme avec celui de cette tige un angle de 70 degrés. Le
mode d'action est facile à comprendre. Poussé au fond
du vagin et maintenu par la main d'un aide, la partie
inférieure de sa courbe vient soulever le cul-de-sac de
Douglas ; rien de plus simple alors que de placer la
pointe de la pince au milieu de l'espace ainsi limité derrière le col : une pression légère suffit à lui faire traverser
les parties molles, tendues pour ainsi dire au-devant
d'elle, et cela toujours au bon endroit, si l'aide a bien
maintenu horizontale la poignée de l'instrument.

Telle est notre manière de faire dans l'établissement
du drainage. Mais là ne se borne pas l'action chirurgicale : la direction des suites a une importance au moins

aussi considérable que le procédé opératoire. Voici comment nous agissons d'ordinaire.

Le lendemain et le second jour après l'intervention, le pansement abdominal est renouvelé. Il a été d'ordinaire complètement souillé par les liquides aspirés par le Mickulicz ; tout se borne au changement des pièces de pansement. En même temps, la gaze vaginale a été imprégnée par les liquides drainés du cul-de-sac postérieur. La gaze vulvaire a été changée plusieurs fois ; mais on ne touche au pansement vaginal généralement que le deuxième jour. La femme est mise au bord du lit et, après ablation de la gaze, une grande irrigation est faite sans pression pendant que le vagin est maintenu béant à l'aide de deux valves. On termine en replaçant une mèche. Ce pansement sera renouvelé ensuite tous les jours.

Le point important est l'ablation du Mickulicz. Nous le laissons généralement en place de deux à trois jours pleins. A partir de ce moment, en effet, son action de drainage a considérablement diminué et son rôle hémostatique est terminé, tandis que les adhérences protectrices ont acquis une résistance suffisante. Il est rare que, par suite de l'état de la malade, nous soyions amené à la laisser plus longtemps en place ; ce ne sera jamais cependant au delà de quatre à six jours.

L'ablation est faite avec les plus grandes précautions, après large imprégnation à l'eau oxygénée ; elle doit être aussi peu douloureuse et traumatisante que possible. Ce temps est toujours le plus pénible pour la malade à laquelle il n'est pas indifférent de faire subir à ce moment un traumatisme quelconque.

Le tamponnement enlevé, nous vérifions la position du

drain qu'il est généralement nécessaire d'attirer légèrement en bas ; puis, au moyen de deux fils d'attente,
nous fermons complètement la paroi au point qu'avait
laissé béant le Mickulicz. Cette occlusion est terminée par
l'affrontement de la peau au moyen de quelques griffes
de Michel ou de deux crins de Florence.

L'abdomen a repris alors, dès le deuxième pansement
d'ordinaire, l'aspect d'une paroi qu'on aurait réunie d'emblée en totalité ; les suites se passent comme s'il en avait
été réellement ainsi. Tous les soins se portent vers le drain
vaginal, dont on surveille le fonctionnement. L'écoulement séro-sanguinolent des premiers jours change peu à
peu de nature à mesure que son abondance diminue. Il
devient noirâtre et plus épais, tout en prenant une odeur
quelquefois fétide. Chaque jour, et si nécessaire, matin
et soir, une irrigation sans pression balaye tout ce qui
est resté accumulé derrière la gaze que l'on remplace par
une mèche propre. Ce pansement vaginal est continué
tant que l'écoulement persiste avec quelque abondance.
Au bout de quelques jours, cinq à dix d'ordinaire, il est
devenu franchement purulent, jaunâtre, épais, et l'odeur
a presque disparu, en même temps que son abondance a
franchement diminué. C'est le moment que nous atten-
dons pour retirer progressivement, puis supprimer entièrement le drain.

Le trajet, fistuleux pendant quelque temps encore, se
comble peu à peu en donnant lieu à un écoulement minime, sans que la femme en éprouve la moindre gêne ;
on ne l'astreint qu'à de simples précautions de propreté :
injections vaginales bi-quotidiennes, qu'elle continuera encore pendant un certain temps après guérison complète.

Pendant ce temps, la réunion de la paroi s'est terminée; elle s'est effectuée également sur toute son étendue. Si quelquefois au niveau de la suture secondaire sus-pubienne les points cutanés n'ont pas amené une réunion parfaite, la petite plaie qui en résulte, jamais souillée, comme dans le drainage avec le simple Mickulicz par les liquides produits dans la profondeur, se ferme rapidement par bourgeonnement. Quant aux deux points profonds, ils tiennent généralement très bien.

Après ce que nous avons dit jusqu'ici sur les désidérata que doit remplir un drainage du petit bassin après une incision sus-pubienne, et les difficultés qu'il y a à les concilier, il est facile de se rendre compte des avantages que présente la méthode que nous venons d'exposer. Ils découlent naturellement de la collaboration normale du tamponnement à la gaze par en haut et du drainage par les tubes au point déclive.

A l'action remarquable et si anciennement appréciée du Mickulicz abdominal, les drains vaginaux ajoutent un perfectionnement notable. Bien mieux que les drains abdominaux, que depuis longtemps déjà on avait vu la nécessité de joindre à la gaze et qui ne se vidant que par regorgement et collectant au centre du tampon des liquides stagnants nécessitaient l'aide de l'aspiration répétée, les tubes vaginaux remplissent leur rôle d'assèchement. Ils ne sont à ce moment que les collaborateurs, mais combien précieux de la gaze abdominale. Leur importance va encore s'accroître quand le tampon enlevé laissera une cavité suspecte dont il faudra assurer le drainage. Devenue virtuelle sous la pression des anses intestinales, cette cavité aura tôt fait de reprendre ses di-

mensions primitives et de se distendre par la rétention
des produits septiques de ses parois ; s'ils ne sont pas
immédiatement évacués, ou le sont incomplètement par
un drainage mal situé, la stagnance s'établira et de là à
l'infection et à toutes ses conséquences, il n'y a qu'un pas.
C'est le principal rôle de nos tubes vaginaux de nous permettre d'éviter sûrement ces complications. Le tamponnement enlevé, ils se trouvent admirablement placés au
centre de la poche qu'ils drainent d'une façon parfaite.
L'écoulement est entièrement assuré par leur présence ;
tout passe par en bas, et la cavité toujours vide ne demande qu'à s'oblitérer rapidement par l'accolement de
ses parois. Une des conséquences les plus importantes
de cet état de chose, c'est la mise au repos de l'orifice
abdominal ; le tamponnement supprimé, il n'est pas
souillé par le passage d'un drain ou d'un liquide quelconque ; rien de plus simple que d'en rapprocher les bords et
d'obtenir une réunion d'emblée. C'est ce qui se produit en
règle générale. La cicatrisation sera aussi parfaite en ce
point que sur le reste de l'incision abdominale ; et ce n'est
pas un des moindres avantages de la méthode que d'écar-
ter ainsi presque sûrement l'éventualité des éventrations.

Quant au trajet à orifice vaginal que laisse l'ablation
du drain, son oblitération se fait rapidement ; un léger
retard se produit-il, il n'est que passager et n'occasionne
à la femme que des ennuis minimes toujours réduits à
quelques soins de propreté.

OBSERVATIONS

Elles ne sont pas nombreuses ; on se l'expliquera si l'on songe qu'elles n'ont été recueillies que dans un espace de six mois ; en outre, elles ne relatent que des cas ayant nécessité un drainage, par leur gravité naturelle ou les désordres causés par l'intervention. Ce n'est pas une statistique ; mais nous pouvons dire que celle des services dans lesquels elles ont été recueillies est vierge de décès pendant la même période.

OBSERVATION I

S..., Marie, trente-quatre ans, institutrice. Entrée le 12 mars 1903, sortie le 9 mai 1903. Service de M. le professeur Combalat. Isolement n° 2.

Femme encore jeune, mais déjà grisonnante et l'air fatigué d'une personne plus âgée. Elle vient de Corse, se faire opérer pour une lésion génitale dont la date remonte à un accouchement récent. Son passé pathologique est assez peu chargé. Variole dans l'enfance et paludisme peu accentué. Elle a été réglée à quatorze ans, et d'une façon assez régulière. C'est une secondipare ; le premier acouchement a été normal et sans suites ; jamais d'avortement. Le second accouchement, qui est la cause des troubles actuels, remonte au mois d'août 1902 ; il a été assez pénible et a nécessité quelques manœuvres exécutées par la sage-femme du pays. Les jours suivants, se montrent les signes d'une infection légère, que l'on soigne assez énergiquement, mais la convalescence ne se fait pas ; la malade souffre de son petit bassin et la fièvre revient tous les soirs ; les fonctions digestives ressentent le contre-coup de cet état : perte de l'appétit et amaigrissement.

Le jour de son entrée, malgré les fatigues d'une traversée, la malade est apyrétique. Elle est assez facile à examiner. L'abdomen, à paroi lâche, forcée par les grossesses, est moyennement distendu et sonore dans toute son étendue. La pression est douloureuse sur la ligne médiane et dans la fosse iliaque droite. L'utérus, qui paraît augmenté de volume, est immobile et légèrement repoussé à gauche. A travers le cul-de-sac postérieur et bombant, surtout à droite, le doigt vaginal sent une tuméfaction lisse, résistante, pas très douloureuse ; on peut la prendre entre ce doigt et la main gauche qui palpe l'abdomen ; son volume peut être comparé à celui d'une orange. En avant de l'utérus, dans le cul-de-sac antérieur, on sent également la présence d'une production anormale, mais beaucoup plus dure et douloureuse, étendue transversalement. Il est difficile de dire si elle se continue avec la tumeur du cul-de-sac droit ; elle paraît indépendante de l'utérus. Le toucher rectal confirme ces données, mais ne permet pas de délimiter le fonds de l'utérus. On ne sent pas les annexes gauches.

Rien d'anormal aux autres appareils, si ce n'est que, depuis longtemps, la malade est une constipée, usant très fréquemment de laxatifs.

On porte le diagnostic d'annexite suppurée du côté droit et on décide une intervention par voie abdominale.

Opération. — 17 mars 1903. Professeur Combalat, Dr Piéri. Chloroforme, plan incliné.

Le péritoine ouvert, l'épiploon masque tout le champ opératoire ; il est épaissi, assez peu vasculaire, bien que paraissant enflammé, et adhère très fortement au péritoine rétro-pubien et vésical. On le coupe entre des pinces et une ligature enchaînée faite avec un gros catgut ; le tout constitue un pédicule assez volumineux. La partie qui est restée adhérente au pubis forme un noyau que l'on détache ensuite, après avoir bien protégé l'intestin ; la précaution était bonne ; le décollement ouvre une poche purulente, que le lambeau épiploïque fermait par en haut et dont les autres parois étaient respectivement le pubis, la vessie et l'utérus ; la quantité de pus n'est pas considérable ; la poche est nettoyée, bourrée provisoirement à la gaze et l'on place la grande valve de Doyen. On aperçoit alors la poche kystique que révélait le toucher vaginal ; elle est dans le Douglas, un peu à droite ; une anse grêle y adhère ; on la décolle facilement. Il reste à détacher les adhérences qui la retiennent au fond du pelvis ; mais sa paroi ne paraît pas très épaisse et on commence par la vider avec l'aspirateur : pus jaunâtre, assez épais, inodore. La décortication se fait ensuite assez facilement, laissant une large surface, qui saigne à peine. La poche enlevée, il reste encore, entre le bord droit de l'utérus et la paroi pelvienne une masse inflammatoire assez volumineuse, qui représente le ligament large, une partie de la trompe et le ligament rond ; la désinsertion de cette masse enflammée est assez difficile au niveau de la paroi ; on la sépare enfin de l'utérus à coups de ciseaux, sans intéresser l'utérine. Les annexes du côté opposé sont saines ; l'utérus paraît peu touché, on décide de le laisser.

Au catgut, et assez difficilement, on fait sur la tranche utérine un surjet qui en assure l'hémostase. L'intervention est terminée par l'établissement d'un double drainage. Il n'y a pas de lambeau péritonéal pour péritoniser la loge occupée par la poche annexielle, et il ne paraît pas prudent de l'abandonner ainsi ; d'autre part, on ne peut songer au cloisonnement. On place donc un petit tampon à la Mickulicz, au centre duquel est logé un tube en caoutchouc qui sortira par le vagin, à la manière ordinaire.

La poche pré-utérine, dont la paroi est formée en grande partie par la vessie, est soigneusement nettoyée avec des gazes, puis tamponnée et drainée par le ventre.

A travers l'orifice abdominal, sortent donc le Mickulicz rétro-utérin et la mèche et le drain rétro-pubien.

Fermeture de la paroi à l'ordinaire. Catgut et griffes de Michel. Durée : une heure et quart.

La poche enlevée a le volume d'une petite orange, elle est formée aux dépens de l'ovaire droit.

Les suites sont excellentes pendant les premiers jours. Pas de vomissements, pas de température. Le ventre est souple, le drainage abdominal et le drain vaginal fonctionnent bien. On enlève le Mickulicz le quatrième jour et on change en même temps la gaze et le drain de la cavité pré-utérine ; la suppuration en est assez abondante. Inutile de dire que, dans ce cas, l'orifice abdominal est laissé largement ouvert pour drainer cette cavité. Depuis ce jour, pansements quotidiens, abdominal et vaginal. Le drain vaginal est supprimé le dixième jour. Mais, à partir du treizième jour, la malade, jusqu'alors apyrétique, fait tous les soirs de la température, d'une façon irrégulière, mais constante. Nous en cherchons vainement la cause : l'abdomen paraît libre, rien du côté du vagin, la cavité pré-utérine se comble très rapidement, il n'y a de rétention nulle part. On pense à du paludisme et on prescrit de la quinine, qui ne donne aucun résultat. Quelques purgatifs restent aussi sans effet. Cependant, l'état général est assez bon, bien que l'appétit soit presque absent.

Enfin, la situation se précise : vers le vingt-quatrième jour, la malade accuse des douleurs abdominales en forme de coliques qui lui rendent le sommeil difficile et empêchent l'alimentation ; elles siègent au pourtour de l'ombilic et s'irradient légèrement à droite. Le palper de l'abdomen montre alors l'existence, au niveau de l'ombilic, et empiétant un peu sur le flanc droit, d'une espèce de gâteau à limites indécises et légèrement douloureux à la pression ; les jours suivants, ces sensations deviennent plus nettes ; il y a là une masse dure, dont la limite inférieure, concave en haut, embrasse l'ombilic ; nous avons probablement affaire à de l'épiploïte, conséquence de la ligature en masse de l'épiploon enflammé que nous avons dû faire pendant l'inter-

vention. Puis et successivement le trente-deuxième et le trente-
cinquième jour, deux petits pertuis se forment au niveau de la
cicatrice abdominale, qui paraissait entièrement fermée, et il
s'écoule par là une quantité de pus minime. Ces orifices se
ferment d'eux-mêmes en cinq ou six jours. A partir de ce moment, les douleurs disparaissent, et l'état général de la malade
se relève avec une grande rapidité. La température est définitivement tombée et la plaie du drainage sus-pubien se ferme
en quelques jours ; toute la vaste poche qu'elle drainait s'est
parfaitement comblée. La malade se lève et peut sortir complètement guérie une semaine après. A sa sortie, l'orifice vaginal
est entièrement fermé et le toucher montre un utérus mobile
et un cul-de-sac postérieur souple et non douloureux.

OBSERVATION II

D..., Marie, trente-huit ans, journalière, venant d'Ajaccio,
entre le 13 février 1903 à l'Hôtel-Dieu, salle Sainte-Catherine,
n° 4 (Service de M. le professeur Combalat).

Rien d'intéressant à signaler dans son hérédité. Père mort
d'affection aiguë. Mère encore en vie. Pendant l'enfance, une
simple rougeole. Réglée à quatorze ans, elle l'a toujours été
assez régulièrement jusqu'à la maladie actuelle. Leucorrhée
peu abondante de quatorze à seize ans. Quatre grossesses, dont
un avortement à trois mois, au début, et trois accouchements à
terme. Un seul enfant est encore en vie, les deux autres sont
morts en bas âge d'affections indéterminées. Aurait contracté
la syphilis dès les premiers temps de son mariage, à vingt-
quatre ans, mais n'a eu que très peu d'accidents. Bronchites
fréquentes l'hiver. Pas de paludisme, bien qu'originaire de
Corse ; pas d'éthylisme.

La maladie actuelle remonte à juillet-août 1902. A la suite
d'un retard de règles d'un mois environ, hémorragie assez
abondante, qui a l'air d'avoir été un avortement au deuxième

mois ; puis phénomènes généraux et douleurs abdominales très vives qui font porter le diagnostic de péritonite. La malade insiste surtout sur l'intensité des douleurs, l'obligeant à se recroqueviller les genoux au menton pour éprouver un peu de soulagement. La fièvre se calme au bout de trois semaines, mais les douleurs persistent, bien qu'atténuées, jusque vers le milieu de décembre ; elles sont surtout intenses pendant les selles. Constipation opiniâtre, qui exige l'emploi constant de lavements.

Pendant tout ce temps, l'alimentation s'est mal faite : amaigrissement notable. Pendant le mois de janvier, l'état s'améliore légèrement, mais, au début de février, les douleurs reviennent, surtout localisées à droite cette fois, et poussent la malade à entrer à l'hôpital.

Femme de petite taille, amaigrie et pâle. Elle dirige immédiatement notre examen du côté de son ventre, se plaignant de douleurs généralisées dans tout le petit bassin, mais à maximum dans la fosse iliaque droite ; la pression, même légère, est difficile à supporter à ce niveau ; elles s'irradient dans les lombes et dans la cuisse droite ; elles ont un caractère continu et rendent le sommeil rare.

L'exploration de l'abdomen nous montre la présence, dans la fosse iliaque gauche, et empiétant sur la ligne médiane, d'une tumeur dure, à surface un peu inégale, remontant à sa partie moyenne jusqu'à trois travers de doigt au-dessus de la symphyse. Sa limite supérieure, arrondie, est nette, facile à reconnaître ; elle s'incline doucement vers la fosse iliaque droite, où on la perd. Sa face antérieure, très facile à explorer, surtout à gauche, paraît si superficielle qu'au-dessus de l'arcade crurale, on la dirait sous-cutanée ; elle est mate sur toute son étendue. Le toucher permet de constater qu'elle se continue dans le petit bassin, occupant le Douglas et faisant une légère saillie dans le cul-de-sac gauche ; l'utérus est englobé dans la masse, dont il est impossible de le séparer ; il est absolument immobile, bâti. Les mouvements qu'on essaye de lui imprimer sont légèrement douloureux ; toute l'exploration, d'ailleurs, n'occasionne pas une défense très vive. Par le rectum, on arrive également sur cette infiltration dure, qui a comblé tous les recoins du pelvis ; le Douglas forme une barre transversale, de consistance presque cartilagineuse. Il semble que l'on a coulé dans le péritione du petit bassin une substance qui se serait ensuite solidifiée en masse ; on est frappé de cette résistance à peine élastique et par le peu d'intensité des douleurs que cette exploration provoque. Le point douloureux maximum siège dans la fosse iliaque droite, au point où la tumeur sentie par l'abdomen disparaît à la palpation.

Pas de troubles de la miction ; cependant, dans un cathétérisme, nous reconnaissons que la vessie, remontée derrière le pubis, semble étalée devant la masse qui le surplombe. La constipation est tenace, mais les selles ne sont plus l'origine des douleurs vives du début.

L'écoulement vaginal se réduit à une leucorrhée légère. Les règles sont venues à leur époque le mois passé, mais très peu abondantes et douloureuses.

L'appétit est mauvais ; la digestion assez laborieuse. Rien à l'appareil circulatoire. L'appareil pulmonaire paraît sain. Il y a cependant au sommet gauche un peu d'obscurité, mais c'est la seule chose que nous trouvions. La malade ne tousse pas.

Lors de ce premier examen et dans les semaines qui suivent son entrée, la malade est apyrétique.

Traitement général tonique, et, localement, injections vaginales chaudes, lavements très chauds, fomentations chaudes sur l'abdomen, et, de temps en temps, un laxatif pour amener la régularité des selles.

Du 5 au 7 mai, règles de faible abondance et douloureuses. On reprend ensuite le même traitement jusqu'à l'intervention.

L'état général s'est un peu relevé, mais les lésions pelviennes sont absolument stationnaires, il n'y a pas de modification depuis le jour de l'entrée.

Opération. — 21 mars 1903. Professeur Combalat. Dr Piéri. Anesthésie au chloroforme. Position déclive.

Dès l'incision de l'abdomen, on tombe sur une volumineuse

masse épiploïque, de consistance très dure, fixée sur la ligne médiane au péritoine rétro-pubien et adhérente vers la gauche à la face postérieure de la paroi. Un clamp, puis une ligature en chaîne permettent de séparer en quelques coups de ciseaux, du reste de l'épiploon, cette partie épaissie par l'inflammation, et on se met immédiatement en devoir de la détacher de ses adhérences, pour pouvoir aborder la face antéro-supérieure du pelvis, qu'elle masque complètement. Le clivage est des plus pénibles ; on l'interrompt, d'ailleurs, bientôt ; un coup de doigt vient d'ouvrir une cavité à parois lisses ; il n'y a pas de doute, s'est la vessie, bien que nous soyons encore à près de trois doigts du bord supérieur de la symphyse et que la femme ait été sondée quelques minutes auparavant. Elle est refermée immédiatement avec quelques points en surjet ; mais il ne faut pas songer à continuer ce décollement, les adhérences sont telles qu'il faudrait sculpter le réservoir vésical aux ciseaux.

L'abdomen aussi bien protégé que possible et réclinant la masse intestinale, nous pouvons voir l'orifice pelvien supérieur ; il est comblé par une volumineuse masse, à laquelle adhèrent plusieurs anses intestinales et le côlon pelvien, qui, accolé à sa face supérieure, s'insinue entre elle et la paroi gauche du petit bassin. Nous commençons par décoller le grêle ; mais les adhérences sont si serrées que le doigt seul est incapable de mener à bien cette désinsertion, sous peine de graves lésions ; il faut détacher aux ciseaux les points adhérents. Nous pouvons ainsi passer derrière la poche et amorcer un clivage qui va nous permettre de la soulever d'arrière en avant. Cette manœuvre est excessivement pénible et demande un temps très long ; à mesure que le décollement se fait, le côlon pelvien est libéré, et enfin tout saute, poche et épiploon ; mais non sans dégâts. Une nouvelle déchirure vésicale s'est produite, près du bas-fond, de 4 à 5 centimètres de long ; les deux lèvres en sont immédiatement repérées. Nous voyons alors les dessous de la poche enlevée : une large surface cruentée, au niveau du Douglas et en avant, aplati derrière la symphyse et noyé dans les adhérences, l'utérus. Une pince à grosses griffes agrippe son fond et l'attire en haut, tandis que le doigt libère facilement sa face antérieure ; quelques coups de ciseaux l'ont rapidement détaché de ce qui représente les ligaments larges, et terminent son ablation par la section de l'isthme. Les utérines sont très petites et saignent à peine ; elles sont pincées, puis liées. Tout semblait terminé ; mais il reste encore à gauche, en avant du côlon, adhérentes à la paroi, les annexes de ce côté facilement reconnaissables ; on les décolle et, leur pédicule lié, elles sont enlevées. Il ne reste plus qu'à réparer aussi bien que possible tant de désordres. Nous commençons par la déchirure vésicale : un double surjet en accolé aussi bien que possible les lèvres. Puis, quelques points au catgut ferment le col utérin.

Quant à la péritonisation, inutile d'y songer. Il ne reste pas un lambeau de péritoine sain dans le pelvis et le côlon pelvien et son méso sont absolument inutilisables ; il faut drainer. Nous plaçons un gros tube vaginal à l'ordinaire, et disons en passant que nous aurions eu les plus grandes difficultés à le faire, sans le secours de notre instrumentation. Les renseignements du toucher étaient bien exacts : le Douglas est comblé par une masse inflammatoire d'aspect fibreux, aussi dure que la tumeur enlevée et fusionnée, pour ainsi dire, avec le vagin en avant, le rectum en arrière. Il faut une certaine force pour la faire traverser à la pince ; mais la manœuvre est, en somme, facile et rapidement faite. Puis, un gros tamponnement à la Mickulicz est installé dans cette large cavité cruentée qui représente presque toute la loge pelvienne, et la paroi est suturée à l'ordinaire. Pansement vaginal et sonde à demeure. L'intervention a duré deux bonnes heures. Elle a été excessivement pénible.

Les pièces enlevées comprennent : le corps de l'utérus, tout petit, dont la surface péritonéale est entièrement constituée par des adhérences rompues ; les annexes gauches, ovaire et trompe accolés intimement, la trompe contenant quelques gouttes de pus ; la masse enlevée en premier lieu, à laquelle tient encore la portion d'épiploon épaissi qui adhérait si fortement à la vessie. C'est une poche à parois extrêmement épaisses et dures, du volume d'une grosse orange, contenant un peu de pus séreux. Elle représente probablement la trompe droite ; mais il est impossible de l'affirmer.

La malade, reportée dans son lit, est réchauffée aussi bien que possible par les moyens ordinaires ; elle est très pâle et les extrémités sont froides; mais le pouls à 88 est assez ample. Dans les premières vingt-quatre heures, elle reçoit 1500 grammes de sérum et 20 centigrammes de spartéïne en injections hypodermiques. Le soir, une piqûre de morphine. La nuit est assez bonne, peu de vomissements. Le lendemain, température, 37°8 le matin et 38°2 le soir. Le pouls atteint 110. Mais l'état général est bon.

La vessie se vide bien par la sonde de Malécot, constamment ouverte dans un pied de bœuf. Le pansement abdominal est renouvelé, le ventre est souple. Le Mickulicz fonctionne bien. Les jours suivants, l'état s'améliore encore ; le shock opératoire a été bien supporté et le sérum artificiel ne doit pas y être étranger. Le drainage vaginal laisse passer un liquide séro-hématique peu abondant, qui se fonce et diminue rapidement de quantité. Mais pas une goutte d'urine ne semble passer par en haut ni par en bas. A cause des lésions vésicales, le tampon est laissé jusqu'au sixième jour. Son ablation se fait facilement. Malgré l'excellence de l'état de la malade et le peu d'abondance de l'écoulement, nous ne fermons pas, selon notre habitude, l'orifice abdominal, à cause de la déchirure vésicale supérieure. D'ailleurs, les jours suivants, rien ne passe par là, le drain vaginal suffit à tout évacuer. Deux purgatifs ont été nécessaires pour vider l'intestin le cinquième et le septième jour.

Le douzième jour, le drain vaginal ne donne plus lieu qu'à un écoulement négligeable, on le supprime. La sonde à demeure fonctionne toujours très bien, il n'y a pas d'écoulement d'urine; nous pensons que la réunion vésicale est parfaite et nous enlevons la sonde le quinzième jour. Pendant les premières quarante-huit heures après cette ablation, les mictions sont impossibles et les envies fréquentes ; il faut faire des cathétérismes répétés, puis, sous l'influence de quelques lavages vésicaux à l'eau bouillie, tout se calme.

Malgré, cependant, la marche si satisfaisante des lésions pelviennes, l'état général de la malade ne se rétablit pas rapidement. Elle se plaint de douleurs dans la fosse iliaque droite, au niveau de la région appendiculaire ; ces douleurs augmentent chaque jour d'intensité, empêchent le sommeil et l'alimentation. Nous ne trouvons rien, cependant, à la palpation, qu'une défense assez marquée de la paroi. Le reste du ventre est assez ballonné, nous pensons à une rétention stercorale, et des purgatifs, puis des lavages intestinaux sont donnés sans résultat ; nous sommes au vingt-deuxième jour après l'intervention.

La convalescence, qui s'annonçait si bien, est entravée ; la petite plaie du Mickulicz est atone, la malade ne mange plus. Quelques pansements humides très chauds semblent amener une légère détente, mais les douleurs recommencent plus vives et, le 18 avril (vingt-neuvième jour après l'intervention), la malade, jusqu'alors apyrétique, fait un peu de température ; cette ascension fébrile s'accentue les jours suivants. Ce n'est pas le seul phénomène nouveau : la fosse iliaque droite s'empâte, puis, petit à petit, une tuméfaction nette s'y développe. Quelle en est la cause ? Est-ce l'appendice ? Est-ce un reste de poche infectée ou une ligature ? Nous n'avons pas eu, cependant, à lier le pédicule ovarien droit. La collection bombe nettement dans la fosse iliaque droite, en pleine région cæcale. On l'incise simplement, le 24 avril, à son point le plus saillant ; la poche adhère à la paroi, un pus jaunâtre, épais, peu odorant, s'écoule ; la cavité présente un petit prolongement qui plonge vers le bassin. Nettoyage à la gaze et drainage avec un gros drain.

Le lendemain, la température tombe définitivement ; à partir de ce moment la guérison marche avec rapidité. La poche incisée se comble très vite. La malade mange chaque jour de meilleur appétit, si bien que, le 14 mai, tout est presque terminé.

Elle ne quitte cependant le service que le 8 juin. A ce moment, la guérison est complète depuis plusieurs jours et l'état général florissant.

L'abdomen est un peu volumineux, mais souple et non douloureux. Le cul-de-sac postérieur, encore un peu induré, est complètement indolore. L'orifice du drain vaginal est fermé.

OBSERVATION III

P..., Elisa, vingt-trois ans, sans profession, entre le 24 mars à l'Hôtel-Dieu, salle Nouvelle, n° 27 (service de M. le professeur Combalat).

Elle retourne dans un service de chirurgie après un séjour de cinq semaines dans une salle d'isolement, où on l'a soignée pour une variole bénigne, son traitement chirurgical ayant été interrompu par l'évolution de cette maladie épidémique.

Rien de remarquable dans son hérédité, autre que les deux faits suivants : mère morte âgée d'un épithélioma de l'utérus ; père mort d'une maladie de foie. Elle-même s'est toujours bien portée ; son passé pathologique se réduit à une rougeole bénigne dans l'enfance. Premières règles à quinze ans ; elle a été, depuis, régulièrement menstruée ; leucorrhée légère au début de sa menstruation.

Les souffrances actuelles remontent à un accouchement qu'elle eut à dix-huit ans ; ce fut d'ailleurs sa seule grossesse. L'évolution et le travail avaient été normaux, ainsi que les premiers jours, pendant lesquels rien d'anormal ne se produisit. Mais, à son premier lever, quinze jours après, elle ressent dans la fosse iliaque droite des douleurs très vives qui l'obligent à se recoucher pour quelques jours encore. A partir de ce moment, les douleurs à l'hypogastre et dans la fosse iliaque droite ne disparaissent jamais complètement ; elles s'exacerbent pendant les règles, qui sont plus longues, plus abondantes, et dont la date avance d'une manière irrégulière. Pendant les cinq ans que notre malade souffre ainsi, se produisent des poussées douloureuses d'une intensité encore plus considérable, qui l'obligent à garder le lit pendant plusieurs jours et à faire un ou deux séjours dans des services hospitaliers. Nous sommes bien en présence des crises répétées d'une salpingite subaiguë. L'examen local confirme pleinement et complète ce diagnostic. L'abdomen est assez facile à explorer ; il résiste davantage au niveau de la fosse iliaque droite, qui est le siège d'une douleur plus vive et où l'on trouve un peu d'empâtement profond.

Aux touchers vaginal et rectal, l'utérus apparaît complètement rétrofléchi, son fond fortement fixé dans le Douglas ; il est, d'ailleurs, impossible de le mobiliser dans un sens quelconque, et cet examen est très douloureux. L'exploration des culs-de-sac est encore plus pénible. A droite, accolée à l'utérus et à la paroi, une grosse masse résistante et très douloureuse a effacé le cul-de-sac correspondant. A travers le cul-de-sac gauche, on sent les annexes d umême côté un peu augmentées de volume et très douloureuses.

L'état général de la malade n'est pas mauvais, elle est complètement apyrétique et ses autres appareils, le tube digestif entre autres, fonctionnent bien, rien aux poumons.

Opération. — 1ᵉʳ avril 1903. Professeur Combalat. Aubert. Chloroforme. Position déclive.

Une anse grêle et l'épiploon adhèrent légèrement au contenu du pelvis, ils sont faciles à détacher. L'utérus apparaît tel que nous l'avait montré le toucher, rétrofléchi et fixé dans le Douglas ; on le détache un peu du bas-fond, auquel il adhère assez fortement, puis une forte pince saisit son fond et l'attire en haut pendant qu'on finit de détacher sa face postérieure. Il est ensuite enlevé à la manière de Terrier et les deux utérines liées. Cette ablation nous facilite énormément l'ablation de la poche droite ; il est très facile de s'insinuer sous et derrière elle et d'amorcer un clivage qui en permet l'extraction rapide, non sans un accroc, cependant ; au moment où elle va sauter, du pus s'écoule par une fissure qu'a dû faire le doigt et souille la main de l'opérateur, ainsi qu'une petite partie de la paroi pelvienne. Nettoyage immédiat. La poche enlevée est la trompe droite énormément distendue et pleine d'un pus jaunâtre peu odorant.

Les annexes gauches sont aussi malades ; l'ovaire polykystique est plus gros qu'une noix ; la trompe est volumineuse, et fluctuante ; le tout est adhérent à la paroi ; il est facile de les détacher et de les enlever. La trompe était pleine de pus.

Il ne reste qu'à parer les surfaces cruentées ; on a gardé le plus qu'on a pu du péritoine utérin et de celui des ligaments larges; ce lambeau permet de recouvrir le côté gauche et la ligne médiane ; mais à droite, au point où était la poche purulente, la péritonisation complète n'est pas possible ; aussi, pour ce motif et à cause de la contamination probable, décide-t-on de drainer.

Drainage habituel : drain vaginal et tampon sortant par l'abdomen et comblant la cavité cruentée du Douglas. Fermeture à l'ordinaire. Durée : une heure.

Suites normales. Les premiers jours, la femme fait un peu de température. Mais aucun phénomène péritonéal, pas de vomissements, abdomen souple et non douloureux ; le facies et le pouls sont excellents. Le pansement abdominal est changé le second et le troisième jour, il est complètement souillé. Le drain vaginal donne également lieu à un écoulement très abondant qui mouille jusqu'au lit de la malade; la gaze vaginale doit être renouvelée matin et soir jusqu'au huitième jour. Le Mickulicz est enlevé le troisième jour et la paroi rapprochée immédiatement. Mais la suture cutanée ne tient pas, il en résulte une toute petite plaie, que l'on panse de temps en temps. Le drain vaginal fonctionne très bien ; rien ne passe par en haut, de l'écoulement très abondant qui se fait; les gazes abdominales ne sont jamais souillées. Le drain, à cause de cela, est maintenu jusqu'au quinzième jour. A partir de ce moment, rien autre que des injections vaginales biquotidiennes. L'écoulement est complètement tari en très peu de temps. L'état général est excellent. Exeat le 12 mai 1903.

Malade revue au commencement de juillet, guérison parfaite.

OBSERVATION IV

C..., Claire, quarante et un ans, journalière, salle Sainte-Catherine, n° 1, service de M. le professeur Combalat. Entrée le 18 mai. Sortie le 29 juin.

Les antécédents héréditaires de la malade ne présentent rien de saillant. Sa mère vit encore ; son père est mort, jeune encore, du typhus (?). Elle-même a été fréquemment malade dans son enfance : fièvre typhoïde, rougeole, bronchites fréquentes. Mais, dans l'intervalle de ces affections, sa santé est assez bonne. Ses premières règles se sont montrées à l'âge de dix ans. Elle a, depuis, été toujours assez régulièrement réglée. Passé génital chargé : huit grossesses, une seule à terme, la première ; enfant encore en vie. Les deux suivantes se terminent par des accouchements prématurés à sept mois et les cinq dernières sont des avortements à deux et trois mois. Elle fait remonter les souffrances actuelles à un de ces avortements qu'elle eut à vingt-quatre ans. Les suites en furent graves : fièvre, vomissements, douleurs, et la retinrent quatre mois au lit. Depuis ce temps ,les règles sont plus abondantes, plus longues ; enfin, depuis trois ans, à la suite du dernier avortement, elle a des métrorragies très irrégulières et parfois abondantes. Pendant ces trois dernières années, elle a eu à plusieurs reprises des crises douloureuses plus violentes, qui l'ont forcée à entrer à l'hôpital. Chaque fois, la guérison s'est terminée par une abondante évacuation de pus par le vagin. A la façon dont la malade décrit cet écoulement, on reconnaît les caractères d'une vomique salpingienne ; il serait cependant hasardé de poser ce diagnostic à distance.

A l'heure actuelle, elle souffre depuis une quinzaine de jours et une métrorragie la reprend le lendemain de son entrée. C'est une femme de petite taille, mais robuste. L'état général a l'air bon, elle n'a pas de fièvre. On attend la cessation de son écoulement pour l'examiner. On trouve un utérus volumineux et,

de chaque côté, un empâtement très marqué des culs-de-sac ;
à gauche, on finit par distinguer un assez volumineux noyau
très douloureux ; à droite, les annexes, difficiles à explorer,
paraissent augmentées de volume.

Opération. — 5 juin 1903. Professeur Combalat. Dr Piéri.

A l'ouverture du ventre, on tombe sur un utérus volumineux,
fibromateux. On l'enlève d'abord. On décolle ensuite la trompe
et l'ovaire gauches, sans dégât, mais avec passablement de
peine ; le tout a le volume d'une mandarine ; on procède de
même à droite; la décortication est aussi pénible et les annexes
enflammés forment une masse presque aussi considérable ;
les lésions ne paraissaient pas aussi graves à l'examen. Pendant l'extraction des annexes droites, du pus s'écoule en petite
quantité, mais suffisamment pour empêcher une fermeture
complète du ventre. Péritonisation aussi complète que possible ; malgré cela, établissement du drainage vaginal et du
tampon abdominal. Fermeture de la paroi à l'ordinaire.

Suites des plus simples. Aucune réaction, sauf un peu de
température le soir du deuxièmejour. Ablation du Mickulicz
le troisième jour. Fermeture complète de la paroi. Ablation
des drains vaginaux le septième jour.

La paroi se réunit entièrement par première intention, aussi
bien au passage du Mickulicz que sur les autres points.

La malade se lève le vingt et unième jour. Exeat le vingt-quatrième; 29 juin 1903.

OBSERVATION V

P..., Argentina, vingt-sept ans, journalière, Italienne. Entrée
le 21 février, salle Nouvelle, n° 28. Service de M. le Dr Roux, de
Brignoles. Sortie le 8 avril 1903.

Il est difficile de connaître les antécédents de cette malade,
jeune Italienne, qui s'exprime très mal. Elle a eu déjà plusieurs
grossesses à terme, mais sans suites fâcheuses. Elle n'est ma-

lade que depuis trois mois, à la suite d'un avortement dans les premières semaines de la grossesse. Depuis ce moment, elle n'a pas quitté le lit et son état d'affaiblissement est très marqué; elle a beaucoup maigri, le facies est terreux, le pouls rapide et au-dessus de 100 ; le soir, la température monte au-dessus de 39 degrés. Le ventre, légèrement ballonné, se défend et rend le palper difficile ; on sent que le petit bassin est entièrement occupé par une masse volumineuse qui dépasse en haut le niveau de la symphyse. Les culs-de-sac sont effacés, mais en aucun point de saillie plus marquée qui fasse penser à une poche limitée et distincte. L'utérus est immobilisé au centre de cette gangue. Le tout est très douloureux.

On commence un traitement sévère : glace sur le ventre, injections fréquentes, lavements très chauds, avec alimentation très légère et des injections hypodermiques quotidiennes de sérum. L'état général se relève un peu, mais aucune modification ne se produit localement. Après trois semaines de cette thérapeutique, la température monte encore le soir à près de 39 degrés. La malade est toujours aussi pâle, le pouls n'est pas brillant. Cependant, rien aux poumons ni du côté du tube digestif; tout dépend des lésions pelviennes. On se décide à intervenir malgré la gravité de l'état à cause du peu de résultats qu'a donné le traitement médical.

Opération le 12 mars 1903. Dr Roux de Brignoles. Pons. Chloroforme. Position déclive.

Incision médiane sous-ombilicale ; l'épiploon et quelques anses grêles sont fixés au contenu du petit bassin ; en les décollant, il s'écoule brusquement une quantité notable de liquide séreux; c'est une poche de péritonite séreuse au-dessous de laquelle on tombe sur une énorme masse qui comble tout le pelvis; la protection abdominale n'avait pu être faite sérieusement, à cause des adhérences et la sérosité s'est épanchée sur les anses intestinales voisines.

On se met immédiatement en devoir de détacher cette énorme masse de tout ce qui y adhère. Le décollement en est extrêmement difficile et long ; il amène l'ablation d'une volumineuse poche purulente, qu'on peut extraire sans la crever. Au-dessous et logée plus à droite, se trouve une seconde poche analogue à la première, mais plus petite. On la vide avec l'aspirateur et on la détache de même, toujours aussi difficilement ; quelques gouttes de pus s'écoulent, ce sont les annexes droites kystiques et purulentes. Enfin, l'utérus apparaît englobé par les adhérences qui faisaient de ces diverses loges un seul bloc ; il est érigné et enlevé rapidement. Les dégâts sont énormes : tout le petit bassin n'est tapissé que par des surfaces saignantes ; le rectum, cependant, a été respecté, ainsi que la vessie ; mais le côlon pelvien, adhérent à la masse enlevée, a un aspect analogue à celui du reste du pelvis. Ce n'est pas tout, une anse grêle a été fort malmenée par le décollement ; sur une étendue de 12 à 15 centimètres, son mésentère a été détaché. Il faut réséquer cette partie vouée au sphacèle on termine donc par une entérorraphie circulaire. L'intervention a duré une heure trois quarts. Tamponnement et drainage à l'ordinaire. Sérum, spartéine, éther en injections sous-cutanées.

Le soir, le pouls est au-dessus de 140, la malade se réchauffe lentement. Même traitement pendant la nuit. Le lendemain, l'état n'est pas plus grave, il n'y a pas de réaction péritonéale; les vomissements chloroformiques ont cessé, le ventre n'est pas ballonné. On change les gazes du pansement abdominal, tout a été traversé. De même, écoulement extrêmement abondant par le vagin. Le même traitement est continué.

Le 14 mars, la malade est franchement mieux ; le pouls est aux environs de 100 et les impulsions sont plus énergiques ; la température qui, même avant l'intervention, n'était jamais descendue le soir au-dessous de 38 degrés, est aujourd'hui à la normale. Le ventre est souple. Changement des pansements abdominal et vaginal.

A partir de ce moment, l'amélioration s'accentue tous les jours ; plus de température, sauf une légère ascension le soir du quatrième jour. Le Mickulicz abdominal est enlevé le cinquième jour avec facilité ; nous ne fermons pas l'orifice abdominal à cause de la gravité de l'infection et de la suture intestinale ; nous profitons même de la présence du drain attiré au niveau de la plaie abdominale, pour faire un grand lavage abdomino-vaginal.

Tous les jours, ensuite, le pansement vaginal est renouvelé ; le drain fonctionne admirablement bien, les gazes abdominales ne sont jamais souillées et il est remarquable de voir la quantité de liquides sanieux qui passe par le vagin ; ils ont pris une odeur fétide et inondent les gazes vulvaires que l'on change constamment, et les alèzes, que l'on est obligé de renouveler plusieurs fois par vingt-quatre heures. A aucun moment, la malade n'a à souffrir de cet état de choses ; au contraire, son état général se relève avec une étonnante rapidité.

A cause de l'abondance de cet écoulement, le drain est laissé en place jusqu'au dix-septième jour.

Après son ablation, l'orifice qui lui livrait passage continue à laisser sourdre un écoulement purulent jaunâtre, qui diminue de jour en jour, et, une semaine après, on peut le considérer comme fermé.

L'état de la malade est florissant. On a peine à la reconnaître. La plaie adominale est cicatrisée. Le toucher vaginal montre des culs-de-sac encore un peu empâtés, mais souples et non douloureux.

Exeat le 9 avril 1903.

OBSERVATION VI

C..., Rose, journalière, vingt-six ans, entrée le 25 février 1903, salle Nouvelle, n° 1. Service de M. le Dr Roux de Brignoles.

Jeune femme ayant joui jusqu'à maintenant d'une assez bonne santé. Antécédents héréditaires bons. Pas de maladie antérieure. Réglée à dix-neuf ans. Pas d'accidents pouvant faire penser à une infection gonococcique. Leucorrhée légère de seize à dix-neuf ans. A mené déjà trois grossesses à terme. Le dernier accouchement s'est fait en décembre 1901 ; une légère infection l'a tenue, à ce moment, une quinzaine de jours au lit ; ce fut le début de ses douleurs abdominales, qui se localisent dès lors à gauche. En juin 1902, donnant le sein à son dernier enfant, elle avorte à deux mois. A partir de cet avortement, les douleurs abdominales. augmentent d'intensité et de fréquence ; les règles augmentent d'abondance et de durée ; pas de caillots. Constipation légère et anorexie.

A son entrée dans le service, elle est à la fin d'une crise douloureuse qui date de quinze jours ; elle est sans fièvre. L'état général n'est pas mauvais, le tube digestif et l'appareil pulmonaire fonctionnent bien.

Au niveau de son petit bassin, l'examen montre à gauche une masse annexielle de volume anormal et très. douloureuse ; l'utérus n'est pas très mobile, et ses déplacements, provoqués par le doigt explorateur, font pousser des cris à la malade. Rien à droite.

Opération le 12 mars 1903. Dr Roux de Brignoles. Pons. Chloroforme, position déclive. Incision médiane sous-ombilicale.

L'intestin bien protégé, on reconnaît, en arrière du ligament large gauche, la présence de la trompe volumineuse et kystique adhérente à la paroi. On la décolle sans difficulté, ainsi que l'ovaire, auquel elle tient par des adhérences ; la manœuvre, cependant, rompt la paroi de la poche et donne issue à un pus très fétide qu'on étanche aussi bien et aussi rapidement que possible. L'utérus est sain, ainsi que les annexes droites ; on les laisse. Mais, à cause de la contamination probable déterminée par la rupture de la poche, il est prudent de drainer ; on le fait à la manière ordinaire, drain vaginal et tampon abdominal.

Les suites sont aussi simples que possible. Ablation du Mickulicz le quatrième jour, fermeture de la paroi. Ablation du drain vaginal le quatorzième jour. Réunion complète et parfaite de la plaie abdominale, sauf un petit point au niveau du passage du Mickulicz, qui se ferme secondairement.

Exeat le 9 avril 1903.

La malade, revue au début de juillet, va aussi bien que possible. Culs-de-sac souples et non douloureux.

OBSERVATION VII

(Due à l'obligeance de M. le Dr Roux de Brignoles.)

D. C..., trente-huit ans, toujours bien réglée, mariée depuis
dix-sept ans, pas de grossesse. Son affection date de quatre
mois et aurait débuté par une poussée de métrite avec hémor-
ragies d'abord et leucorrhée ensuite. Après deux mois de traitement, elle paraissait améliorée, lorsque de nouveaux accidents se produisent ; quinze jours, enfin, avant son entrée à
l'hôpital, une violente hémorragie la décide à venir dans notre
service, le 8 mars 1902.

Le 9 mars, nous constatons que l'hémorragie s'est arrêtée et
que des pertes jaunâtres lui ont succédé. Le bas-ventre et les
reins sont le siège de phénomènes douloureux, et la malade accuse aussi de la douleur à la miction. On perçoit nettement,
au-dessus du pubis, l'utérus, dont le corps, ainsi que l'indique
la palpation bi-manuelle, est augmenté de volume. Au toucher,
le col est dur, ligneux, hypertrophié ; le cul-de-sac de Douglas
est fluctuant ; le petit bassin tout entier est bâti. L'état général
est peu brillant, la langue est saburrale, la température s'élève
à 39 degrés. Nous sommes en présence d'une pleine poussée
aiguë, et nous estimons, avant de décider une intervention qui
sera grave, que nous devons essayer avant tout d'obtenir un
refroidissement qui nous permettra d'opérer dans de meilleures conditions. Sous l'influence d'un traitement rationnel, la
température s'abaisse peu à peu ; le 2 avril, elle s'élève de nouveau avec le retour de la période menstruelle, mais pour retom-
ber définitivement le 8. A ce moment, l'état général est meilleur, mais l'utérus est englobé dans une véritable gangue purulente, il faut intervenir.

Le 10 avril, hystérectomie abdominale totale. Après les précautions et la préparation d'usage, la malade est endormie au
chloroforme et placée en position déclive. L'abdomen ouvert,

nous avons devant les yeux des désordres considérables : l'utérus, volumineux, est débordé en haut par une poche développée
aux dépens de la trompe gauche, adhérente à l'utérus et à
l'intestin. Nous procédons d'abord à la libération de l'anse intestinale, qui peut être détachée par un clivage prudent; la séreuse
déchirée par places, est réparée par quelques points à la soie
fine 00, et la masse intestinale enfin délivrée, nous protégeons
avec soin la cavité par de larges et épaisses compresses. Nous
attaquons alors immédiatement l'utérus, que nous enlevons
par une hystérectomie totale, suivant le procédé de Kelley.
Ceci fait, nous décollons par dessous la trompe gauche, distendue par le pus ; une pince est placée sur le pédicule ovarien, ce
qui nous permet une extraction complète, sans irruption de
pus dans l'abdomen. Nous enlevons avec plus de difficultés
l'ovaire, qui, entouré d'une masse caséeuse, adhère à la paroi
de l'excavation au point de laisser des débris adhérents, que
nous détachons par un brossage vigoureux. Du côté droit, une
simple poche tubaire, que nous détachons sans difficulté. Suture en surjet du péritoine, après un drainage abdominal à
la Mickulicz et drainage vaginal à l'aide d'un gros tube remontant dans la fosse illiaque gauche.

Suites opératoires. — Pendant les premières quarante-huit
heures qui suivent l'intervention, on retire par le drain, à l'aide
de l'aspirateur de l'appareil de Potain, des caillots de sang
fétide mélangés à des grumeaux de pus. Les jours suivants, le
drainage se fait spontanément. A partir du 15, il ne sort plus
de sang, mais du pus, dont la quantité assez grande au début,
diminue peu à peu. Le Mickulicz avait été enlevé trois jours
après l'opération.

Au point de vue de l'état général, cette malade a présenté
des phénomènes de psychose post-opératoire (incohérence dans
les idées, subdélire, avec tendance à se lever et à marcher).
Sous cette influence, dans la nuit du deuxième au troisième
jour, elle s'est levée, est sortie de sa chambre et a été retrouvée
dans un corridor. Cet incident fâcheux n'a heureusement pas
eu de retentissement sur l'issue de l'affection, mais détermina

la rupture de la partie inférieure de la suture, qu'il fallut renouveler le 20. Malgré ce contretemps, la malade a rapidement guéri, mais son état mental s'est légèrement ressenti de la psychose post-opératoire.

OBSERVATION VIII

(Due à l'obligeance de M. le Dr Roux de Brignoles.)

R..., 13 décembre 1902, malade traitée pour annexite suppurée par les Drs A. et P., qui, en présence d'un état s'aggravant tous les jours, conseillent une intervention radicale. L'examen auquel nous procédons lors de son entrée à la clinique nous donne les renseignemnts suivants :

Mauvais état général d'une femme paraissant faire de la suppuration depuis longtemps. L'abdomen est douloureux, les fonctions digestives sont troublées et se font au prix de violentes coliques, quand les vomissements n'ont pas déjà débarrassé la malade. Le toucher conduit sur un utérus fortement bâti, avec, en arrière, une fluctuation manifeste dans le cul-de-sac de Douglas ; les culs-de-sac latéraux droit et gauche présentent aussi de la fluctuation .Le diagnostic d'annexite double suppurée et l'indication absolue d'enlever l'utérus et les annexes s'imposent, mais le procédé opératoire de choix est à discuter. Le mauvais état général de la malade solliciterait, en effet, la colpotomie postérieure, mais cette intervention, forcément incomplète, ne ferait que prolonger inutilement la maladie, sans améliorer notablement l'état général. On ne pourrait, en effet, atteindre les poches purulentes, que l'on sent bien dans le cul-de-sac de Douglas, mais qui occupent surtout la fosse iliaque. L'état de l'utérus, entouré d'une gangue purulente, avec, probablement, de nombreuses adhérences, contre-indique aussi l'hystérectomie vaginale. Une seule opération est possible, l'hystérectomie par la voie abdominale, et nous ne nous en dissimulons ni les difficultés ni les dangers.

On la pratique le 13 décembre 1902. Anesthésie chloroformique, position déclive. Incision de la paroi. L'existence d'adhérences entre le péritoine pariétal et l'intestin entraînent une légère érosion de ce dernier, que nous réparons aussitôt par une suture à la soie 00. La valve de Doyen placée, nous apercevons une masse informe, composée de l'intestin grêle adhérant transversalement sur la ligne médiane avec le pyo-salpynx droit, puis plongeant avec lui jusqu'à la partie supérieure du cul-de-sac de Douglas. Si nous avions suivi la voie vaginale, nous l'aurions donc inévitablement déchiré. La séparation de l'intestin et des poches purulentes est d'une difficulté extrème on ne trouve aucun plan de clivage, et, de peur de rompre, en la détachant, la poche la plus volumineuse, on la ponctionne avec l'aspirateur de Potain. Une poche plus petite est éraflée pendant le clivage, mais son pus, enlevé à mesure, ne souille pas le péritoine. L'intestin est enfin détaché, mais à quel prix ! La séreuse est détruite sur une grande étendue, et la musculeuse elle-même s'est déchirée sur une longueur de 2 centimètres et une largeur de près de 1 centimètre.La masse intestinale isolée par des comprsses, nous procédons à l'hystérectomie sus-vaginale, après ligature des deux utérines, et suivie de la perforation du cul-de-sac de Douglas à l'aide d'une pince courbe, qui ramène un drain volumineux destiné à assurer l'évacuation des liquides dangereux. Nous enlevons ensuite les poches droites, dont la décortication est difficile et s'accompagne de ruptures inévitables, mais le péritoine est bien protégé, et un assèchement rapide réduit au minimum les chances de contamination. Mêmes manœuvres du côté gauche, moins pénibles cependant. Un surjet au catgut referme le péritoine pelvien et, après avoir placé quelques compresses aseptiques dans la cavité cruentée, nous explorons méthodiquement l'intestin. Les désordres y sont graves ; et comme nous l'avons dit, la séreuse ne le recouvre plus sur une grande étendue. Une résection intestinale serait indiquée, mais une pareille intervention nous effraye chez une femme déjà si affaiblie par le traumatisme qu'elle vient de subir, et nous nous contentons de

suturer la déchirure de la séreuse à la soie fine. Nous laissons
dans chaque fosse iliaque un gros drain de caoutchouc sortant
par le vagin, au milieu de mèches de gaze tassées qui forment
Mickulicz abdominal ; suture ordinaire des plans antérieurs.
Durée de l'opération, une heure et quart.

Suites opératoires. — Réveil long, le pouls reste petit et fréquent jusqu'au soir. T = 37°2. P = 120. Sérum, spartéine et
éther par la voie sous-cutanée. Les jours suivants, même traitement, même état favorable. Le Mickulicz est enlevé le 16.
L'écoulement donne un peu de sérosité rouge par les drains
vaginaux.

Le 19 décembre, on enlève une gaze abdominale et quelques
griffes ; le 20 décembre, un drain vaginal et le reste des gazes ;
le second drain vaginal est extrait le 21, en même temps que
les griffes qui réunissent la paroi.

Les jours suivants, la malade est pansée régulièrement ;
injections et lavages par le vagin ; il y a toujours un peu de
suppuration, mais la cavité se draine bien. L'intestin est pares-
seux, et il faut, pour obtenir des selles, administrer une cuil-
lerée à café d'huile de ricin tous les deux jours. Pas de température, état général excellent. La malade sort, complètement
guérie, le 22 janvier 1903.

OBSERVATION IX

(Due à l'obligeance de M. le Dr Roux de Brignoles.)

A..., jeune femme de vingt-quatre ans, malade depuis trois
ans, a eu, à la suite d'une infection *post partum,* une poche
purulente dans le cul-de-sac de Douglas, qui, traitée par le
massage, s'est ouverte dans le rectum, causant des phénomènes simulant les symptômes d'une entérite. Après une lé
gère amélioration et une longue période de souffrances pour la
malade et d'indécision de la part des médecins, elle se confie
à nos soins le 13 mars 1902.

Nous trouvons une malade présentant de la fièvre, un pouls petit et précipité et des douleurs abdominales violentes, localisées surtout dans la fosse iliaque droite. Le palper, bien que rendu pénible par les souffrances, nous permet de déterminer la présence d'une tuméfaction occupant les régions sus-pubienne et iliaque droites. Nous notons au toucher un utérus petit, mobile, et, dans le cul-de-sac de Douglas, dont l'exploration est douloureuse, une petite nodosité particulièrement sensible à la pression. Le palper bi-manuel, enfin, confirme nos premières investigations, en nous permettant de reconnaître dans la fosse iliaque droite une masse volumineuse bombant vers le cul-de-sac, dont la paroi paraît épaisse et dure.

Une intervention s'impose, mais, en présence de l'état général, nous proposons d'abord une simple incision vaginale permettant le drainage du petit bassin, et que l'on complétera dès que l'état de la malade le permettra, par une opération plus complète.

Le 15 mars 1903, incision du cul-de-sac postérieur du vagin, qui permet de décoller l'utérus et de voir : 1° que l'utérus est bâti en arrière avec le rectum par une sorte de gangue résistante ; 2° qu'une masse considérable, trop haute pour être facilement incisée, occupe la fosse iliaque droite. Ces constatations faites, on décide de procéder immédiatement à une laparotomie.

Les précautions d'usage prises, la malade est placée en position inclinée, à la Trendelenburg ; nous incisons rapidement la paroi, protégeons exactement le péritoine par des compresses éponges, et, après avoir placé la grande valve de Doyen, nous découvrons la tumeur : c'est la trompe droite très épaissie, gonflée de pus, et que nous détachons sans souiller le péritoine. Il reste alors l'utérus sain, mais avec un prolongement tubaire volumineux, épaissi et fibreux, et, plus loin, un ovaire farci de kystes hématiques. Le moignon tubaire est excisé et la suture de l'utérus englobe l'artère utérine, que nous avons dû sectionner. L'ovaire, kystique, et séparé de la trompe, est extrait sans difficultés. Après avoir étanché le sang répandu

dans le petit bassin, nous examinons le rectum, à la droite
duquel on remarque une masse indurée faisant corps avec lui,
reliquat de la poche dont nous avons parlé ; elle contient seulement une sérosité rougeâtre et présente une surface lisse
avec fausses membranes. La poche excisée et régularisée, nous
drainons par le vagin, en faisant passer une pince en arrière à droite de l'utérus pour sortir par notre incision pri-
mitive. Le drain est couché `ans l'ancienne cavité prérectale,
son extrémité dans la fosse iliaque droite ; autour de lui, deux
gazes enroulées tamponnent la cavité et vont sortir par l'abdomen.

Trois plans de suture, pansement abdominal et vaginal.
Malgré une anesthésie prolongée et l'absorption d'une quantité
assez considérable de chloroforme, l'état général, au réveil,
est excellent.

Les jours suivants, la malade est pansée régulièrement, le
Mickulicz est enlevé le 17, et l'on pose des griffes de Michel, qui
rapprochent les parois qui lui donnaient passage. Les gazes
vaginales sont souillées de sang plutôt que de pus ; le drain est
enlevé le 22 mars. La malade sort le 2 avril.

OBSERVATION X

(Due à l'obligeance de M. le Dr Roux de Brignoles.)

G..., Cécilia, journalière, vingt-sept ans. Cette malade accuse
depuis le 1er janvier 1902 des douleurs abdominales assez vives,
siégeant surtout dans le bas-ventre et s'irradiant dans la région lombaire, ayant débuté en pleine période menstruelle
et après un arrêt brusque de l'écoulement. Ces symptômes sont
accompagnés d'une leucorrhée abondante et de troubles divers
de la menstruation qui est devenue rare, irrégulière, et coïn-
cide avec une exaspération des phénomènes douloureux.

Lorsque nous l'examinons, le jour de son entrée à l'hôpital,
le 25 avril 1902, elle présente un état général satisfaisant, mais

elle souffre toujours de l'abdomen, et l'examen local nous permet de recueillir les signes suivants. Au palper, la douleur paraît localisée dans la fosse iliaque gauche ; le toucher et le palper bi-manuel nous montrent, en effet, de ce côté, dans le cul-de-sac du vagin, une tumeur du volume d'une orange, de consistance ferme, mais donnant une impression de fluctuation profonde. L'utérus est douloureux, immobile et projeté à droite. La trompe droite paraît augmentée de volume, mais son exploration n'est pas douloureuse et sa consistance paraît franchement élastique. En présence de ces symptômes, nous posons le diagnostic de pyo-salpynx à gauche, avec hydro-salpynx à droite.

Après quelques jours de repos, la malade est laparotomisée le 7 mai 1902. Nous trouvons à l'ouverture de l'abdomen quelques adhérences intestinales peu serrées, que nous décollons facilement ; nous pouvons, après avoir protégé la cavité péritonéale par des compresses, décortiquer alors la poche que nous avons diagnostiquée ; son clivage est facile, mais elle se rompt pendant l'extirpation. Le petit bassin est immédiatement nettoyé et brossé avec des gazes aseptiques et, après avoir extrait du côté droit un ovaire microkystique et un hydro-salpynx, nous terminons l'opération par un double drainage : Mickulicz dans la cavité abdominale et drain volumineux par le vagin.

Suites opératoires des plus simples : la malade guérit rapidement, sans avoir présenté aucune complication.

OBSERVATION XI

(Due à l'obligeance de M. le Dr Roux de Brignoles.)

C. H..., vingt-huit ans, ménagère. Après avoir présenté depuis longtemps des symptômes d'infection de l'appareil utéro-annexiel, d'origine gonoccique, cette femme est prise, au début du mois de septembre 1902, de douleurs abdominales très vives avec réaction inflammatoire du côté droit d'abord, du côté gauche ensuite, accompagnées d'une température élevée et de troubles gastro-intestinaux. Son médecin traitant institue aussitôt un traitement médical d'urgence : glace sur l'abdomen, injections vaginales antiseptiques, sulfate de quinine à l'intérieur, et, devant la persistance et la gravité de son état, l'adresse à l'hôpital.

A son arrivée dans notre service, elle présente de la température, des douleurs du côté droit de l'abdomen, tous les signes cliniques d'un pyo-salpynx. Après quelques jours de traitement médical, ces symptômes s'amendent pour reparaître ensuite avec la même intensité du côté opposé. Nouveau traitement médical, amenant la sédation des phénomènes aigus et permettant ainsi de procéder à une intervention.

A l'ouverture de l'abdomen, nous trouvons l'utérus fixé par deux masses volumineuses à contenu purulent occupant à droite la trompe et l'ovaire, à gauche la trompe seulement. Après avoir enlevé l'utérus en suivant la technique de l'hystérectomie totale, nous détachons le pyo-salpynx gauche sans trop de difficultés, puis le droit, dont l'extraction est plus pénible. Le clivage s'accompagne de la rupture de deux petites poches purulentes se prolongeant vers le cul-de-sac de Douglas. Après avoir asséché et tamponné le petit bassin, nous plaçons un drain volumineux passant par le vagin et nous suturons plan par plan en drainant par le vagin avec un drain et par le ventre avec un Mickulicz.

Les suites opératoires furent normales, le tamponnement à la Mickulicz fut enlevé le troisième jour, mais on laissa en place le drain vaginal dix-sept jours, tant qu'il donna issue à du liquide hémo-purulent. Guérison parfaite.

OBSERVATION XII

(Due à l'obligeance de P. Vallette, interne des hôpitaux.)

D..., Angèle, ménagère, âgée de vingt-huit ans, entre à l'Hôtel-Dieu le 7 avril, où elle est admise salle Sainte-Catherine, au lit n° 34, service du Dr Roux de Brignoles. Cette femme nous apprend qu'elle a eu, il y a cinq ans, un accouchement difficile, ayant nécessité une application de forceps, et que, depuis cette époque, ses règles ont toujours été douloureuses. Enfin, il y a trois mois, son flux menstruel s'est arrêté lorsque, le 12 avril, elle est prise de fortes métrorragies qui durent douze jours environ, et qui s'accompagnent de vives douleurs.

Tel est le passé génital de cette femme. Nous ne relevons absolument rien dans ses antécédents, soit héréditaires, soit personnels, qui mérite d'arrêter notre attention.

L'examen direct nous révèle à la palpation la présence d'une tumeur abdominale assez volumineuse ,occupant surtout la fosse iliaque gauche. La défense musculaire rend cet examen très difficile. Au toucher, on constate également, faisant bomber le cul-de-sac latéral gauche, la présence de la même tumeur. La température est de 38 degrés le soir de son entrée, puis tombe à 37 degrés. Le pouls n'est pas très rapide, mais assez petit. L'auscultation des poumons ne révèle aucune lésion.

Nous devons dire en terminant que ce qui nous avait frappé surtout chez cette malade, c'était son facies pâle, anémié, ses lèvres décolorées, ses yeux enfoncés et entourés d'un cercle bistre.

On porte le diagnostic d'hémato-salpynx gauche et on décide, étant donné le mauvais état général de la malade, de faire d'abord une colpotomie, dans le but de vider cette poche par la voie vaginale et d'intervenir secondairement, lorsque la malade se serait améliorée, par l'abdomen pour faire une hystérectomie.

Le 10 avril, la malade est endormie et l'on pratique la colpotomie. L'ouverture de la poche fait reconnaître la présence d'un fœtus ; aussi le second temps de l'intervention, au lieu d'être renvoyé à une date ultérieure, est-il pratiqué immédiatement. La malade est placée en position de Trendelenbürg et, par laparotomie, on procède à l'extirpation d'un fœtus de trois mois, de son placenta, de l'annexe gauche et de l'utérus. L'opération est menée aussi rapidement que possible, malgré des difficultés grandes, et l'on termine après avoir établi un double drainage, c'est-à-dire deux gros drains en caoutchouc sortant par le vagin et un Mickulicz s'échappant par la plaie abdominale. Pendant la journée, la malade reçut en injection hypodermique 1 litre de sérum artificiel.

Le lendemain, le pansement abdominal fut changé et la dose de sérum renouvelée. Il en fut de même jusqu'au 14 avril, jour où l'on retira le Mickulicz abdominal. L'écoulement commença à devenir purulent et à s'établir par les drains vaginaux. En même temps, on faisait diminuer progressivement les doses de sérum artificiel. La suppuration fut très abondante et dura très longtemps, aussi avons-nous laissé les drains jusqu'au 7 mai. On continue les pansements abdominaux et vaginaux jusqu'à la fin du mois. Le trajet vaginal s'obtura d'abord et la malade sortit avec, sur sa cicatrice abdominale, un petit pertuis qui ne tarda pas à s'obturer, la malade ayant continué à venir se faire panser. Nous avons pu revoir cette malade il y quelques jours et nous avons constaté que la cicatrisation était complète.

OBSERVATION XIII

(Due à l'obligeance de P. Vallette, interne des Hôpitaux.)

B..., Marie. Entre à l'hôpital le 1er avril 1903, où elle est admise dans le service de M. le Dr Roux, de Brignoles.

Cette femme souffre du ventre depuis dix-neuf mois, date de son dernier accouchement. Ces douleurs, supportables en temps ordinaire, s'exacerbent au moment des règles. Elles ne l'ont cependant pas empêchée de vaquer à ses occupations. Lorsque, assez subitement, à la fin du mois de mars, son état s'est aggravé et a nécessité son repos au lit d'abord et, peu après, son transport à l'hôpital. En dehors de ce passé génital, nous ne relevons aucune tare pathologique chez cette femme.

Le premier examen montre des signes indubitables d'une poussée de péritonite, due sans doute à une suppuration pelvienne. Pouls petit, facies péritonéal, température de 38 degrés. Un toucher discret révéla la présence d'une empâtement très net du cul-de-sac latéral gauche. On décide de mettre la malade au repos et d'intervenir dès que les phénomènes aigus auront passé.

En effet, peu à peu, les troubles s'amendent, le pouls devient meilleur. Le péritonisme disparaît. Le ventre reprend son ancienne souplesse, et cela sous l'influence d'une médication des plus simples : repos absolu, diète lactée, glace sur le ventre et injections vaginales chaudes. La période aiguë une fois passée, l'examen de la malade est rendu plus aisé, et aussi plus utile au point de vue des renseignements donnés. Aussi le diagnostic de salpingite gauche est-il catégorique maintenant. La sensation de résistance éprouvée dans le cul-de-sac postérieur fait portet en plus celui de prolapsus de l'ovaire droit.

Le 15 avril, on procède à la laparotomie, ce qui nous permet de vérifier l'exactitude de ce que nous avions avancé, en ajoutant cependant que l'ovaire prolabé était un ovaire kystique. On pratique l'hystérectomie totale et l'opération est terminée, après avoir établi un drainage vaginal seul, constitué par un gros drain passant par le cul-de-sc de Douglas. Ce drainage avait été motivé par l'ouverture de la poche salpingienne. La réunion eût été parfaite sans un petit hématome qui amena la formation d'un abcès de la paroi. La cicatrice, effondrée en ce point, évacua la collection qui, pansée à sec, ne tarda pas à se tarir. Quant au drainage vaginal, il fonctionna parfaitement. L'écoulement d'un liquide sanieux atteignit son maximum le troisième jour après l'intervention, puis diminua peu à peu, si bien que le neuvième jour, le drain fut retiré. La fistulette qu'il laissa subsister après lui disparut bientôt et la malade sortit une quinzaine de jours plus tard, entièrement guérie.

CONCLUSIONS

En l'état de nos connaissances chirurgicales, le drainage après laparotomie pour lésions utéro-annexielles conserve encore de nombreuses indications de prudence ou de nécessité.

Le tamponnement à la gaze garde sa précieuse valeur comme moyen de cloisonnement, d'hémostase et de drainage. La péritonéoplastie qui répond à une partie de ses indications est une excellente méthode, mais ne peut prétendre à le remplacer dans tous les cas.

La véritable action de drainage doit être faite avec des tubes souples établis au point déclive du pelvis, c'est-à-dire passant pas le vagin. L'effondrement du cul-de-sac postérieur que cette pratique nécessite dans les cas où l'on n'a pas procédé à une hystérectomie totale peut être grandement facilité par l'emploi d'une pince porte-drain perforant le Douglas de haut en bas.

La combinaison de ces deux moyens, tamponnement abdominal et drainage vaginal permet d'obtenir d'excellents résultats immédiats et éloignés et supprime la plupart des inconvénients reprochés au Mickulicz.

INDÉX BIBLIOGRAPHIQUE

ACQUAVIVA et ROUX DE BRIGNOLES, Traitement chirurgical des salpingites (étude historique et clinique) (Rev. chir., 1903).

ADENOT, Des occlusions intestinales post-opératoires (Revue de chirurgie, 1896).

AUCHÉ et CHAVANAZ, Compte rendu Soc. Biol., 22 octobre 1898.
— Gaz. hebd. Sc. méd., Bordeaux, 1897.

BARDENHAUER, Die Drainirung der Peritoneal Hôle (Cent. f. Gynec., n° 22, 1881).

BERRUYER, Du drainage du péritoine après laparotomie pour lésions utéro-annexielles et de la péritonéoplastie pelvienne (th. Paris, 1901-1902).

BOUILLY, Indication et valeur de l'incision vaginale.

BOUILLY, Indication et valeur de l'incision vaginale (C. fr. Chir., 1895).
— Soc. de chir., 1890. — Cong. gynéc., Genève, 1896.

BOUQUET DE JOLINIÈRE, Des adhérences péritonéales considérées comme cause de phénomènes douloureux (th. Lyon, 1896).

BRAILWAITE, Ablation des annexes par la voie vaginale (The Lancet, 1888).

BREFFEEL, Contribution à l'étude de la cœliotomie vaginale postérieure appliquée à l'ablation unilatérale des annexes (th. de Bordeaux, n° 8, 1895-1896).

Brenans (A.), Etude critique du drainage à la Mickulicz, avantages et inconvénients, moyen de rémédier à ces der-
niers (th. Lyon, n° 896, 1893-1894).

Breton, Sur les indications et le manuel opératoire de l'hystérectomie supra-vaginale (th. Paris, 1901).

Broca, Salpingite et abcès pelvien chez la femme (Gaz. hebd.,
juin, 1888).

— Suppurations pelviennes ; du choix des méthodes opératoires (C. fr. chir., 1893).

Brun, Traitement chirurgical de la péritonite aiguë généralisée, consécutive à l'ulcère perforé de l'estomac (th. de
Lyon, 1901-1902).

Brye, Du décollement des pansements adhérents (cavitaires et
autres) par l'arrosage des plaies à l'eau oxygénée (th.
Lyon, n° 174, 1900-1901).

Cardon, Contribution à l'étude du drainage du péritoine (th.
Lille, n° 281, 1894-1895).

Carle Marius, Des applications pratiques du drainage abdomino-vaginal (th. Lyon, n° 154, 1899-1900).

Championnière, Ovarites et salpingites (Journ. méd. et chir., pr.,
1889).

Chaput, Traitement consécutif de l'hystérectomie vaginale par
les lavages de haut en bas au moyen d'un tube à drainage abdomino-vaginal (Sem. méd., p. 347, 1892).

Charles (A.), Du drainage par le procédé du Mickulicz. Indication et technique (th. Paris, n° 121, 1891-1892).

Chéron, Cellulite pelvienne (Rev. méd. chir. des mal. des fem.,
janvier-mars 1900).

Chevalier, De l'appendicite pelvienne (th. Paris, 1900).

Coe (H.-C.), Is iodoform gauze a perfect drain ? (New-York,
Polyclin., 1894).

Condamin, De la salpingo-ovariostripsie par la voie vaginale
dans les salpingo-ovarites enkystées (C. fr. chir., 1894).

— Du traitement par la voie vaginale des hématocèles et
des grossesses extra-utérines (Arch. tocol. et gynéc.,
1895).

Coste (J.), De la suppression du drain préventif (th. Montpellier, n° 60, 1886-1887).

Daurignac, Des occlusions intestinales consécutives aux opérations de laparotomie (th. Toulouse, 1895).

Deaver, The accidents and complications of pelvic surgery and their treatment (J. Am. M. Ass., Chicago, 1901).

Delage, L'hystérectomie abdominale dans le traitement des lésions inflammatoires des annexes et de l'utérus (th. Paris, 1900-1901).

Delagenière, Supériorité de la laparotomie sur l'hystérectomie vaginale dans les suppurations pelviennes (C. fr. de chirurgie, 1894).

— Nouvelle technique du drainage de la cavité péritonéale (Arch. Prov. chir., p. 300, 1898).

Delbet, Cong. franç. de chirurgie, p. 920, 1896.

— Expériences et réflexions sur le drainage du péritoine (Annales de gynécologie, janvier 1890).

— De l'action des antiseptiques sur le péritoine (Annales de gynécologie, 1891).

— Des suppurations pelviennes chez la femme (1891).

— Ann. gynécologiques, t. XLVI, p. 537, 1896.

Dormoy, De l'appendicite à forme pelvienne (th. Lyon, 1897).

Doyen, 324 opérations sur l'utérus et les annexes (Arch. prov. chir., 1892).

Dudley (F.-C.), Drainage in Abdominal Operations (Memphis, Lancet, i 7479, 1898).

Dusserre, De la péritonisation comme traitement préventif de quelques accidents consécutifs aux opérations intra-abdominales (th. Lyon, n° 10, 1900-1901).

Egrot, De l'incision suivie de drainage substituée à la ponction comme traitement palliatif de certaines ascites (th. Paris, n° 575, 1897-1898).

Esnault, Contribution à l'étude de l'appendicite, particulièrement à siège pelvien (th. Paris, 1897).

Fritsch, Traitement des abcès pelviens (Cong. allemand de gynécologie, 1891).

GAVARD (F.), De l'intervention chirurgicale dans les suppurations pelviennes de la femme (th. Lyon, n° 29, 1900-1901).

GORVITZ-RUBINSTEIN (Mlle), Traitement de l'hématocèle rétro-utérine par l'incision du cul-de-sac vaginal postérieur (th. Lyon, n° 115, 1899-1900).

GOULLIOUD, Débridement vaginal des collections pelviennes, méthode de Laroyenne (Arch. tocol. et gynécol., 1891).

HARRINGTON, Le drainage à la gaze (Boston, Médic. journal, 12 août 1897).

HERBECOURT (D'), De la voie vaginale dans l'hystérectomie, indications, résultats opératoires (Paris, 1900-1901).

JABOULAY, Plaie pénétrante de l'abdomen par coup de tiers-point ; perforation de l'intestin grêle ; laparotomie ; drainage ; guérison (Lyon médical, 1900).

— Drainage des collections péritonéales par la voie rectale (Lyon médical, 1898).

— La laparotomie peut guérir les péritonites suppurées généralisées (Prov. méd., Lyon, 1896).

JOUANY, Contribution à l'étude de l'hystérectomie abdominale supra-vaginale dans le traitement des gros fibromes de l'utérus (th. Paris, n° 30, 1899-1900).

JUDET, De le péritonisation dans les laparotomies (th. Paris, 1901-1902).

KELLY, Opérative Gynécol (New-York, 1898).

LA BONNARDIÈRE, Du traitement des collections pelviennes par l'élytrotomie postérieure et le drainage pelvien (Ann. gynécol., janvier 1896).

LAROYENNE, De l'ablation par le vagin des annexes de l'utérus enkystées dans un foyer de pelvi-péritonite (Ann. gyn., juillet 1896).

LE BEC, Suppurations pelviennes, traitement (France médic., décembre 1895).

LE DENTU, Traitement des affections inflammatoires des annexes de l'utérus (Gaz. hôp., 1892).

Legros, Un cas de salpingite suppurée aseptique (Ann. gynéc. et obstétr., Paris, 1902).

Lert, De l'hématocèle rétro-utérine et de son traitement par la colpotomie (th. Montpellier, 1898).

Loloff, Etiologie, diagnostic et traitement des suppurations pelviennes d'origine utéro-annexielle (th. Montpellier, 1901-1902).

Marin, Des cellulites pelviennes consécutives aux hystérectomies abdominales (totales ou supra-vaginales (th. Bordeaux, 1900-1902).

Massier, De la valeur de la colpotomie postérieure dans les suppurations pelviennes (th. Paris, 1897-1898).

Mickulicz, Manière d'isoler de la cavité péritonéale les portions mortifiées, particulièrement dans l'extirpation des tumeurs du bassin (Cent. f. Chir., n° 24, 1886).

Millot, Contribution à l'étude de l'éventration consécutive à l'emploi du drainage à la Mickulicz. Moyens d'y remédier (th. Lyon, 1901-1902).

Monprofit, Les opérations annexielles radicales par voie abdominale (Arch. prov. ch. Paris, p. 590, 1901).

Morely, Essai sur l'ouverture des collections annexielles par la voie vaginale (th. Paris, 1900).

Moulonguet (A.) (d'Amiens), Le drainage vaginal dans les laparotomies (Arch. prov. chir., p. 287, 1894).

Naoumoff, Contribution à l'étude des occlusions intestinales post-opératoires (th. Montpellier, 1896).

Nicaise, Des adhérences péritonéales douloureuses (Rev. de chir., 1894).

Ouin (Arthur), Du drainage des collections péritonéales par la voie rectale (th. Lyon, n° 39, 1898-1899).

Pamard, Contribution à l'étude du drainage dans la laparotomie (th. Paris, 1901-1902).

Penrose (C.-B.), Use of the abdominal drainage tube determined by bacteriological examination (Coll. and clin. Record Phila, XV, 1894).

PERRIER, D'un procédé de drainage péritonéo-vaginal pouvant
remplacer le Mickulicz (th. Lyon, n° 100, 1900-1901).

PHILIPPE (L.), Epanchements séreux pelvi-péritonéaux au cours
des infections utéro-annexielles et post-opératoires.

PHOCAS, L'incision vaginale dans les suppurations pelviennes
(Nord médical, 1898).

PICHEVIN, Elytrotomie et cœliotomie vaginale (th. Paris, 1889,
et Semaine médic., août 1895).

PREOBRAJENSKI, Bases physiologiques du traitement antiparasi-
taire des plaies (Ann. Institut Pasteur, 1897).

PRICE, Drainage in the abdominal and pelvic surgery (Pric.
Phil. Co. M. Soc. Phila, XI, 1890).

PRYOR, The suprapubic and vaginal methods of treating pelvic suppuration (Buffalo, M. J. XLI, 1902).

RECLUS (P.), Suppurations pelviennes et laparotomie (Gazette
des hôpitaux, 1er octobre 1893).

RIST, Sept cas de salpingites suppurées examinées bactériolo-
giquement (Soc. biol. Paris, 1902).

ROBB et GHRISKY, Infection through the drainage tube ; the
result of bacteriological examination of drainage tube
fluids in sixteen consecutive cases of cœliotomie (Bull.
Johns Hopkins Hosp. Baltim, II, 1891).

RODRIGUEZ, De l'incision du cul-de-sac postérieur et du drainage
péri-utérin dans les suppurations et hématomes pelviens (th. Paris, n° 281, 1894-1895).

ROGER, De la colpotomie dans le traitement des suppurations
pelviennes (Egypte médicale, Alexandrie, 1902).

ROGER (J.), Essai sur les indications opératoires et le choix de
l'intervention dans le traitement des suppurations pelviennes (th. Paris, n° 543, 1899-1900).

SENN, The indications and modes of drainage after abdominal
and vaginal section (**Am. Gyn. et Obst. J. N.-Y., VIII,**
1896).

SICARD, Sur quelques points de technique de l'hystérectomie
abdominale sus-vaginale. Ses résultats (th. Paris,
1901).

Thevenard, Contribution à l'étude de l'hématocèle rétro-utérine (th. Paris, 1896).

Tiffany, The great importance of drainage in bullet wounds of
introperitonéal viscera (Am. med., IV, 1902)

Treube, La colpotomie, traitement opératoire de choix du pyo-
salpinx (Rev. gynéc., 1902).

Tuja, Des occlusions intestinales après les laparotomies (th.
Lyon, 1895).

Vergne, De la valeur du tamponnement de la cavité abdominale
suivant le procédé de Mickulicz (th. Lyon, 1898-1899).

Vignard, Recherches sur le meilleur mode de pansement et de
drainage des plaies, par les diverses variétés de gaze
(Bull. méd. Paris, 1902).

Ward, Gauze as drainage in abdominal and pelvie surgery
(S. Am. M. Ass. Chicago, XXVII, 1896).

Wesley-Bovée, Remarks on the advantages and disadvantages
of mechanical pelvic drainages in women (M. D. Wa-
shington D. C.).

TABLE

Lyon. — Imp. A. Rey, 4, rue Gentil. — 33514